뇌세포 재활로
치매 치료 가능하다

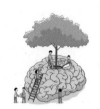

뇌세포 재활로

치매치료

가능하다

김철수 지음

공감

사명을 준
가족 같은 환자들

치매 치료약 '청명'을 만든 것은 극히 자연스러운 일이었다. 30년 가까이 한 곳에서 병원을 운영하다 보니 30대에 처음 만난 환자가 60대가 되고, 40대였던 환자가 70대가 되고, 50대 환자는 80대가 되었다. 오랜 시간 가족처럼 지내온 환자들이 나이 들어 한 분 두 분 치매가 시작되는 것을 보며 어떻게든 낫게 해드리고 싶다는 안타까운 마음으로 한약 연구에 매달렸다. '치매는 불치병'이라는 무거운 편견을 떨쳐내고 한 사람 한 사람 치열하게 집중하며 치료하다 보니 감사하게도 몇몇 환자들이 놀랍게 회복되는 결과를 보였고, 이후 더 적극적으로 치매 치료에 매진할 수 있었다.

2012년, 당시 23세였던 단골 환자가 늘 다니던 우리 의원을 찾지 못해 어머니가 데리고 왔다. 다섯 살부터 진료해온 환자로, 그 집안의 귀하디귀한 9대 독자였다. 오래전 그의 부친이 병원에 가는 것을 싫어해서 배가 아픈데도 참고 지내다가 부인의 성화에 못 이겨 억지로 우리 병원에 끌려온 적이 있다. 십이지장암이 의심되어 대학병원으로 보냈는데, 다행히 초기였고 수술을 받아 완쾌되었다. 그 인연으로 가족 구성원 모두 20년 가까이 단골 환자로 지내며 내게 특별한 신뢰를 보여주었다.

군대에서 제대한 지 얼마 되지 않은 9대 독자 아들이 대학병원 두 곳에서 70대 노인의 뇌라는 치매 판정을 받았다. 치매전문 병원에서 치료를 받았으나 차도가 없어 평소 주치의였던 나를 찾아온 것이다. 어릴 때부터 혼자서도 곧잘 병원을 찾아왔는데 다 큰 성인이 어머니의 손에 이끌려온 것이 마음 아팠다. 원래는 순하고 착한 성격이었지만 어찌 된 일인지 어린애마냥 이유 없이 화를 내고 엄마한테 마구 대들었다. 진료를 받지 않겠다고 고집을 부리고 대기 환자들의 시선도 의식하지 않은 채 흥분을 하여 통제가 쉽지 않았지만 겨우 달래어 진찰을 했다.

대학병원 검사 결과 치매가 많이 진행되었다고 하니 진찰보다는 어떻게 치료할 것인지를 생각해야 했다. 환자를 두고 이런저런 고민 끝에 그간 연구해오던 치매 치료약을 처방했는데, 놀랍게도 약을 먹은 지 두 달이 지나면서 조금씩 변화를 보였다. 화도 덜 내고 차분해지고 다시 예전처럼 순해졌으며 기대 이상으로 증상이 호전되자 가족들은 물론 나 역시 기쁨을 감출 수 없었다.

6개월이 지난 후 진료를 받으러 온 그의 어머니를 통해 근황을 전해 들으니 스스로도 다 나았다고 말한다며, 앞으로 무엇을 하면서 살 것인지 고민하러 30킬로그램의 배낭을 메고 혼자 제주도 여행을 떠났다고 했다. 그날은 제주 둘레길을 걸으며 바리스타가 되기로 결심했다는 전화가 왔다며 기뻐했다. 이후 그 청년은 대학을 졸업하고 바리스타가 되었다. 지금도 가끔 머리가 아프면 침을 맞으러 오기도 하고 보강 치료를 위해 정기적으로 약을 지어먹기도 하지만 여느 젊은이들 못지않게 건강하고 활기찬 생활을 하고 있다.

치매를 집중적으로 연구하던 그 시절 기억나는 또 다른 환자는 50대 중반의 남편이 치매인 것 같다고 찾아온 경우이다. 치매의 바로 전 단계인 객관적 경도인지장애가 심하여 곧 치매 환자가 될 사람이었다. 20년 단골인 부인의 판단이 참으로 현명했다. 환자가 집 근방까지는 기억하지만 20년 이상 살아온 자신의 집을 못 찾기도 하고, 전화를 걸고는 누구한테 전화했는지 기억을 못하기도 하고, 대화 도중에 주제를 잊어버려 지금 무슨 말을 하고 있는지 혼동하고 상대를 혼란스럽게 하는 일도 자주 발생했다고 한다.

빨리 달리지 못하고 주차도 제대로 하지 못하고 장거리 운전도 불가능한 상태였다. 그밖에도 아픈 증상이 많았다. 머리가 심하게 아프고 안개 낀 듯 맑지 못하고 눈이 빠질 것 같으며 코까지 열기가 내려온다고 했다. 일종의 교감신경 과흥분에 의한 녹내장 증상도 있고, 팔다리가 점점 위축되는 느낌도 있었다.

팔다리가 위축되는 것이 초기 증상이 아닐까 하는 의심이 들었다. 이 환자 역시 뇌세포 재활을 목표로 하는 한약으로 치료를 하자 증상이 조금씩 호전되기 시작했고, 머리에 뭔가 차곡차곡 쌓이는 느낌이 든다며 치료를 지속하였다. 1년쯤 약을 복용한 후에는 기억력도 많이 좋아져 다시 크게 사업을 벌일 수 있게 되었다. 길눈이 밝아져서 운전도 잘하게 되고, 눈도 완전하지는 않지만 압박감을 훨씬 덜 느끼고 팔다리의 근육도 조금씩 늘었다.

이처럼 오랜 시간 나를 믿어준 환자들의 고통을 덜어주고픈 간절한 열망이 치매 치료약 연구와 개발의 이유가 되었다.

◎

장모님의 예쁜치매

다른 환자들의 치매 치료에 한창 집중하고 있을 때 3년 전 대학병원에서 치매 초기 진단을 받고 병원 처방약을 복용하던 장모님께 문제가 생겼다. 치매 진단을 받은 이후에도 도우미의 도움을 받기는 했지만 장모님은 평소처럼 혼자 지내며 자식들에게도 늘 희생적이었다. 자식들의 바쁜 일상을 배려하여 당신 집에 자주 오지 않아도 된다며 혼자서 씩씩하게 생활하던 분이셨다.

일하는 것이 성에 차지 않는다는 이유로 도우미가 자주 바뀌면서 장모님 혼자 지내시는 날이 늘자 아내는 평소보다 전화도 방문도 더 자주 했다. 그러던 어느 날 전화를 드렸는데 왜 도통 오지를 않느냐며 화를 내셨다. 심상치 않음을 감지하고 바로 가뵈니 깔끔하던 냉장고에는 곰팡이가 가득했고 늘 정갈하던 집안은 지저분하고 정리가 안 되어 있었다. 아끼시던 화초도 말라비틀어지고 약도 그대로 남아 있는 게 평소와는 완전히 다른 분위기였다.

냉장고에 넣어드린 그 많은 반찬은 그대로인 채 멸치볶음만 밖에 나와 있었다. 왜 멸치볶음밖에 안 드셨냐고 여쭈니 다른 반찬이 없어서 그랬다고 하신다. 냉장고를 열 줄도 몰랐던 것이다. 독거생활이 불가능한 것으로 판단하고 바로 집으로 모셨다. 기존에 처방받은 치매약이 한계를 보여 당시 효과를 보이던 뇌세포 재활 약으로 치료를 시작했다. 그렇게 시작한 장모님의 치매 치료는 5년째 계속되고 있다.

장모님을 모시면서 다양한 처방을 연구할 수 있었고, 치매 치료약 '청명'을 완성했다. 마음이 아프면서도 감사한 일이었다. 현재 장모님은 8년째 치매를 앓고 계신다. 집으로 모셔오던 해와 그다음 해에 한 번씩 넘어지면서 고관절 골절로 두 번이나 큰 수술을 하며 잠깐의 고비도 있었지만, 지금은 치매 환자인지 노환인지 모를 정도로 밝게 생활하고 계신다.

비록 기억력이 심하게 나쁘지만 가족 사랑하는 마음을 많이 표현하고, 당신 삶의 철학을 자식들에게 가르쳐주시고, 가족 간의 사랑과 우애, 이웃과 지인에 대한 배려와 지혜도 자상하게 일러주신다. 걷지 못하게 된 두 번의 큰 장애를 극복하고 지금은 지지대를 이용해 잘 걸으시며, 식사도 스스로 거뜬히 하신다. 대소변을 도와드려야 했던 어두운 시간을 잘 견뎌내 이제는 조금만 도와드리면 혼자서도 잘 해내신다.

모르는 사람이 장모님을 보면 치매 환자라고 보기 어려울 정도이다. 비록 지팡이에 의존하지만 일어나 걸을 수 있고 혼자서 식사도 하고 화장실도 스스로 해결하시니 박수라도 쳐드리고 싶다. 이런 일상생활 능력을 유지하시는 것이 얼마나 감사한 일인지 모른다. 간병인이 있어도 기본 활동을 하는 환자와 그렇지 못한 환자는 비교할수 없이 큰 차이가 있다.

현재 장모님은 단기 기억 능력만 부족할 뿐, 어떤 날은 아주 멀쩡하게 가족 사랑과 자식 걱정 등 이런저런 대화로 당신의 생각을 전하신다. 손주들을 많이 사랑하고, 특히 이전에는 아들 선호 사상으로 차별을 두셨던 분이 이제는 딸에게 각별히 고맙고 예쁘다며 거침없이 사랑을 표현하신다.

장모님은 몸이 거뜬해지자 하루 종일 집에만 있는 것이 답답하다며 학교에 가길 원하셔서 일곱 명이 함께하는 실버피스 하숙생으로 입학하셨다. 비록 치매 환자지만 같이 지내는 분들 사이에서 오락부장 역할을 하며 즐겁게 지내신다. 치매는 어떻게 치료하고 대처하느냐에 따라 오히려 가족 사랑을 활짝 꽃피우기도 한다.

안타까운 마음

치매 치료를 하다 보면 간혹 기적적으로 좋아지는 경우도 있다. 운 좋게도 나는 여러 번의 기적을 체험했다. 한 사람 한 사람을 위해 각각의 원인과 치료법을 연구하여 처방하다 보니 좋은 결과가 있어 감사할 따름이다. 걷지 못하던 분이 걷고, 식사를 떠드려야 했던 분이 스스로 식사를 하고, 대소변을 못 가리던 분이 스스로 뒤처리를 하고, 자식을 못 알아보던 분이 알아보는 등 증상이 호전되어 삶의 질이 높아지고 있다는 소식을 들을 때마다 얼마나 가슴이 벅차오르는지 모른다. 조금씩 사회생활을 하게 되었다고, 3년 전에 운전을 포기했는데 다시 운전을 하게 되었다고, 해외로 골프 여행을 다녀왔다고, 미국에 있는 자녀분들께 다녀온다고 할 때마다 얼마나 기쁜지 모른다.

진료를 하다 보면 치료약만큼이나 가족 사랑이 소중하다는 것을 느낄 때가 많다. 암 환자는 병원도, 자신을 치료하는 의사도 스스로 결정할 수 있다. 살아가는 집이나 환경 또는 원하는 것을 모두 스스로 선택하고 노력할 수 있다. 하지만 안타깝게도 치매 환자는 스스로 아무것도 결정할 수 없다. 그러니 가족 사랑이 더 없이 소중할 수밖에 없다. 이런저런 이유로 치료를 포기할 수밖에 없는 경우를 볼 때면 참으로 안타까운 마음이 든다.

또 한 가지 안타까운 것은 고비를 넘기기가 쉽지 않다는 것이다. 우리 장모님도 일고여덟 번 생사의 고비를 넘겼다. 대부분의 노인들이 그렇다. 잠깐의 탈수 증상이나 잠깐의 열병으로도 건강이 크게 흔들린다. 어처구니없이 감기로 생을 마감하기도 한다. 하지만 적시에 치료를 하면 또 많은 시간을 건강하게 지내기도 한다.

치매 치료 중에도 탈수증, 감기몸살, 독감, 배탈, 식욕 부진, 불면, 생체리듬 변화 등 갑자기 증상이 나빠지는 경우가 있다. 이런 사소해 보이는 일로도 증상이 많이 악화되고 가족들을 좌절하게 만들기도 한다. 그럴 때면 잠시 찾아온 위기의 순간이니 잘 넘겨보자고 위로하곤 한다.

출렁거리며 사는 것이 노환이다. 일반적으로 치매 환자의 남은 생을 13.5년 정도로 보는데, 치료를 받지 않으면 삶의 질이 아주 나빠진 말기 치매 상태로 오래 살게 된다. 잘 치료하고 잘 모시면 노후를 좀 더 나은 삶의 질을 유지하면서 지낼 수 있다.

요즘 들어 참으로 안타까운 것은 치료를 받은 지 4,5년째 되는 몇몇 환자분들이 뇌진탕이나 폐렴, 또는 돌보던 가족의 사정으로 요양병원을 찾고 있다는 것이다. 치매 환자는 돌봐주는 가족에게 가장 큰 영향을 받고, 주거 환경에 어마어마한 영향을 받는다. 낯선 사람과 낯선 환경은 치매 환자에게 최악인데, 우리 병원에서 입원 치료를 할 수 없는 것이 여간 가슴 아프고 안타까운 것이 아니다.

40대 따님이 90대 어머님을 모시는데 사회활동은커녕 집 밖에 나가는 것도 쉽지 않은 형편이라, 잠시라도 외출을 할 수 있다면 장기간의 간병도 할 수 있을 것 같다며 어려움을 호소한다. 나를 믿고 의지하는 치매 환자 분들이 안심하고 치료를 받을 수 있도록 조그만 입원실이라도 마련하려고 노력 중이다. 가능하다면 몇 가정이라도 모실 수 있는 의료 법인 시스템도 생각하고 있다. 아직은 방법을 잘 모르지만 지인들과 의논하고 전문가의 도움을 받아 하나씩 해결해 가려고 연구 중이다.

청명이 만들어진 과정을 명확하게 설명할 수는 없다. 두통을 호소하는 환자에게, 불면을 호소하는 환자에게, 기억이 없다는 환자에게, 기력이 없다는 환자에게, 이런저런 환자들에게 그때그때 필요한 치료를 하면서 뇌세포 재활이라는 생각이 떠올랐고, 실제로 적용해보니 효과가 있어 치매 치료에 도전하게 되었다. 지극히 자연스러운 일이었고, 자연스럽게 완성된 것이다. 결국 이런저런 환자들의 호소가 '청명'을 만든 셈이다. 물론 실패한 환자도 있다. 실패의 원인은 대부분 환자의 약 복용 거부와 보호자의 비협조적인 태도, 또는 이전에 치료받던 병원의 반대였다.

뇌세포 재활 치료약을 좀 더 과학적으로 증명하고 발전시켜 치매 치료에 이바지하고 싶은 꿈이 있다. 약을 개발해서 더 많은 사람들에게 먹이고 싶은 마음도 간절하다. 하지만 약을 개발해서 보편화하는 것은 쉬운 일이 아니다. 앞으로 계속해서 의학적 · 과학적 연구 발전이 있어야 하는데 혼자 힘으로는 벅찬 일이라 그동안 뇌세포 재활 치료로 임상한 경험을 정리해서 공유하고자 한다. 함께 하고자 하는 인연들을 기다리며, 지금은 우리 병원을 찾아주는 환자들에게 최선을 다해 진료할 뿐이다. 한 사람이라도 더 회복시키기 위해 오늘 하루도 매순간 충실하게 환자를 대한다. 기적이 아닌 회복을 기대하며.

인간의 존엄성 회복을 돕는 의사 김철수

인간이 오래 살고 싶은 욕망은 어제 오늘의 꿈이 아니다. 1960년 52세에 불과하던 대한민국의 평균수명은 2015년 현재 82세(남자 79세, 여자 85세)를 넘어섰다. 55년 동안에 무려 30세나 평균수명이 연장된 것이다. 이런 추세로 가면 90세 이상 사는 것이 먼 훗날 이야기만은 아니다. 그런데 장수는 과연 좋은 면만 있는 축복일까? 그러려면 우선 은퇴 시점에 경제적인 준비가 되어 있어야 한다. 그렇지 못한 경우에 장수는 재앙일 수 있다. 노인 자살률 세계 1위의 불명예가 이를 잘 설명해준다.

또 한 가지 있다. 건강이다. 평균수명도 중요하지만 이에 못지 않게 중요한 것은 건강수명이다. 말년에 몇 년을 침대에 누워 보내야 할 정도로 신체가 병약하다면 이 또한 장수가 축복이 될 수 없는 조건이다. 그런데 그보다 더 서글픈 재앙이 있으니 이는 치매에 걸려 인간의 존엄성마저 잃어버리고 사는 것이다.

킴스패밀리 김철수 원장은 연세대 의대와 경희대 한의대를 졸업한 보기 드문 의사이다. 올림픽선수촌아파트에서 30년 넘게 동네 환자들을 가족처럼 돌보고 살았다. 청년 시절에 오기 시작한 환자가 노인이 되고, 어린이였던 환자가 청년이 되는 과정을 함께 하다 보니 이제 본인도 환갑을 넘긴 의사가 되었다.

그러면서 김철수 원장은 안타까운 현실에 직면하게 된다. 멀쩡하던 환자분이 치매 환자로 변해가는 과정을 목격하게 된 것이다. 어린이로 왔던 감기 환자가 청년 치매로 고생하는 안타까움을 경험하고, 장모님이 치매 환자가 되는 가족의 아픔도 겪는다.

이 과정을 겪으면서 김철수 원장은 치매를 예방하고 치료하는 방법은 없을까 고민하게 되고, 각고의 노력 끝에 나름의 비법을 찾게 되었다. 또 치매 예방 및 치료약도 개발했다. 가족애로 무장한 김철수 원장의 돌봄과 이 약 덕분에 많은 환자들이 인간의 존엄성을 회복하고, 가족에게도 희망을 주는 효과를 보고 있다.

양방과 한방, 양쪽의 튼튼한 지식을 융합해서 개발한 치매 예방 치료 방법을 널리 알리고자 이번에 책을 내게 되었다. 2015년 12월 발간한 책 『나는 치매랑 친구로 산다』의 후속 편인 셈이다. 이 책이 아무쪼록 치매로 고생하는 많은 이들의 존엄성 회복에 도움을 주고, 가족에게는 희망을 주는 청량제가 되기를 빈다.

오종남(서울대 과학기술산업융합최고과정 명예주임교수)

백세시대의 필수 조건

"9988, 234"

몇 해 전부터 세간에 크게 유행하는 건배사입니다. 99세까지 팔팔하게 살다가 2~3일만 앓고 가자는 뜻입니다. 최근에는 2~3시간, 아니 2~3분 앓다 죽자는 의미로 풀이되기도 합니다. 지난 몇 년 전 가수 이애란의 '백세 인생'이라는 노래가 선풍적인 인기를 모았습니다. "백세에 저세상에서 날 데리러 오거든 좋은 날 좋은 시에 간다고 전해라" 이처럼 평균수명 100세 시대가 우리 곁에 성큼 다가온 것입니다.

그러면 장수 사회가 된다고 사회 구성원 모두가 행복해질까요? 대답은 "NO"입니다. 인간의 평균수명이 길어진다 해도 건강하지 않으면 결코 인간다운 삶을 누릴 수 없기 때문입니다. 물론 노후에 행복하기 위해서는 여러 가지 조건이 있겠지요. 가족, 친구, 재산, 명예 등등. 하지만 백세시대 행복의 첫 번째 조건은 뭐니 뭐니 해도 건강일 것입니다.

육체와 정신을 자기 마음대로 움직이고 통제하지 못한다면 장수하는 것이 무슨 가치가 있을까요. 자신은 물론 다른 가족에게도 부담이 될 텐데요. 살아가는 동안 육체 건강 못지않게 정신 건강이 매우 중요합니다.

이런 관점에서 치매는 고령화 시대의 가장 무서운 적입니다. 각종 통계가 이런 사실을 잘 뒷받침해주고 있습니다. 지난해 말 대한민국 65세 이상 치매 환자 수는 65만 명에 육박합니다. 오는 2020년에는 84만 명을 넘어설 것이라는 우울한 전망이 발표됐습니다. 분당 서울대병원의 조사 결과입니다. 2015년 의료서비스를 이용한 치매 환자 수는 44만 3천 명에 달합니다. 연간 1조 6천억 원의 돈이 들어갔습니다. 보건복지부의 자료입니다.

치매는 이제 남의 이야기가 아닙니다. 누구도 피해가기 어려운 무서운 존재입니다. 치매에 대한 이러한 인식을 갖게 한 분은 김철수 원장입니다. 2015년도 하반기 서울대 자연과학대학의 CEO과정에서 같이 공부한 게 계기가 됐습니다. 김 원장은 CEO과정 전원에게 그가 쓴 책을 선물했습니다. 『나는 치매랑 친구로 산다』라는 책으로, 김 원장이 서양의학과 한의학을 접목시킨 역작입니다. 27년간의 임상을 바탕으로 한 소중한 경험과 지혜의 보고입니다. 특히 치매 환자인 장모님을 직접 모시면서 대화하고 치료하고 연구한 인간애가 가득 담긴 책입니다. 전문 분야지만 재미있고 쉽습니다. 사례들이 흥미진진합니다.

치매는 노력여하에 따라 얼마든지 예방할 수 있거나 진행을 늦출 수 있다는 대목에 주목할 필요가 있습니다. 치매 예방을 위한 뇌 운동요법은 국민운동으로 보급하면 좋겠다는 생각이 들 정도였습니다. 식이 요법도 눈길을 끌기에 충분합니다. 뇌에 좋은 음식물을 골라서 섭취 하라는 것입니다. "식약동원"이라는 말처럼 음식물이 곧 약인 셈이지요.

김 원장은 그동안 노하우를 집약, 치매 예방에 좋다는 한방약을 처방해주고 있습니다. 일명 '청명'이라는 탕약입니다. 저도 이 약을 먹고 있습니다. 약을 먹는 동안에는 술을 먹지 말라든지 하는 주의사항이 있습니다. 그러나 비즈니스 관계로 점심과 저녁식사를 빈번히 외부에서 하는 탓으로 이런 주의사항을 지키지 못하는 경우가 많습니다. 하루 두 차례 복용해야 하는데 이를 잊고 거를 때도 있습니다. 정성스럽게 처방한 김 원장께 죄송한 맘이 들 뿐입니다.

주의사항을 제대로 안 지키면서 100퍼센트 효험을 기대하는 것은 말이 안 되겠지요. 다만 이 약을 복용한 이후 몸에 긍정적인 변화가 생긴 것만은 분명합니다. 우선 술이 더 강해진 것 같은 느낌입니다. 예전에 비해 술을 많이 마셔도 덜 취합니다. 이게 좋은 변화인지는 속단할 수는 없지만 말입니다. 또 다른 변화는 춘곤증이 없어진 듯합니다. 점심식사 후 나른해지는 증상을 별로 못 느낍니다. 종전에는 머리감을 때 머리카락이 제법 빠졌는데 이러한 현상도 많이 줄어든 것 같습니다.

김 원장은 몸 상태가 전반적으로 좋아지는 과정에서 나타나는 부수적 효과라고 말합니다. 그러면서 약을 일정기간 복용하면 검은 머리가 나는 효험도 볼 수 있다고 덧붙였습니다. 이를 계기로 지인들에게 소개해주고 있습니다.

백세시대에 치매는 누구도 피할 수 없다는 저자의 경고가 가슴 철렁이게 합니다. 그러나 치매에 대해 알고 대비하면 충분히 예방할 수 있다는 명의의 연구 결과에 희망을 갖게 됩니다. 이 책이 명실 공히 백세시대의 정신건강 지킴이가 될 것으로 기대합니다.

김형철(이데일리 대표이사 사장)

다시 모시게 된 아버지

한국을 떠나 동남아에서 거주해온지 수십 년차. 절대 자식들에게 부담을 주지 않으려는 부모님 덕에 사업에만 전념하며 살 수 있었다. 그런데 3년 전 부친께서 쓰러져 중환자실에 계시다는 전화를 받게 되었다. 며칠이 지나도 의식이 돌아오지 않으셨고 병원에서는 보내드릴 준비를 하라고 언질을 주었다. 청천벽력 같은 소식에 하늘이 무너지는 듯하였으나 그 와중에 묏자리를 구하고 장례 준비를 해야 했다.

그래도 한 가닥 희망을 걸고 최고의 의료진으로부터 가능하다는 모든 시술을 받았다. 하늘이 감동한 것일까. 기적같이 부친께서 소생하셨다. 하지만 매달 수 권의 책을 정독하시며 세계정사를 논하던 이전의 부친이 아니었다. 체력은 마른 나무처럼 쇠약하셨고 정신이 오락가락 하셨다. 같은 말을 종일 되풀이하시며 본인만의 세상에 사시는 듯 했다. '치매'라는 병을 그때서야 알게 되었다. 여러 병원을 거쳤지만 상황은 더 악화되었다.

친구의 소개로 김철수 원장님을 알게 된 것은 또 한 번의 기적이었다. 급속도로 떨어지던 신체 거동과 인지 능력의 쇠퇴가 지연되기 시작했다. 심지어 검은 머리카락이 나면서 백발이 사라졌다. 대화도 훨씬 순조로워졌다. 우리 곁을 떠나려던 부친을 그렇게나마 다시 모실 수 있게 되었다.

치매는 세상에서 가장 슬픈 병이자 가장 무서운 병이다. 백세시대를 바라보는 요즘 피해갈 수 없는 이 병에 대해 그토록 무지했던 것이 후회스럽기 그지없다. 미리 준비하고 좀 더 일찍 치료를 받았더라면 부친의 노후와 우리 가족의 삶은 얼마나 달라졌을까.

난공불락이라는 치매에 도전장을 던지며 새 삶을 선물해주신 김철수 원장님과 킴스패밀리 의료진들에게 온 마음으로 감사를 보낸다.

김은미 Mee Kim(CEO SUITE 대표)

삶의 질을 높여주는 융합 치료 전문가

'융합'은 새로운 시대의 코드다. 각각의 기술로는 더는 오를 곳이 없을 정도로 발달했고, 기술의 융합은 또 다른 새로운 세상을 주도하고 있다. 의술도 예외는 아니다. 과거와는 달리 양한방의 융합이 새로운 치료법을 개발하는 데 주도적인 역할을 하고 있다.

킴스패밀리의원 김철수 원장은 연세대학교 의과대학을 졸업하고 세브란스 병원에서 가정의학과 1기로 전문의를 마쳤다. 이후 경희대학교 한의과대학에서 한의학을 공부한 양한방을 아우르는 전문가다. 한 사람이 양방과 한방을 동시에 전공한 케이스는 여전히 보기 드물다.

김철수 원장은 한 지역에서 30년 넘게 환자를 돌보고 있다. 한의사가 한 사람을 오랫동안 진료한다는 것은 환자에게는 더없는 축복이다. 특히나 한국에서 명의를 찾기 위해 너나 할 것 없이 대학병원으로 달려가야만 하는 현실에 맞닥뜨려본 사람이라면 좋은 동네병원의 존재 자체로도 감사할 수밖에 없다. 환자 개개인의 특징을 누구보다도 잘 알고, 그 사람의 생애주기에 맞는 진료를 받을 수 있기 때문이다. 게다가 그 의사가 양방과 한방 모두를 꿰뚫는 전문가라면 더욱 믿을 만하다.

김철수 원장이 동네 의원에서 주민과 함께 숨 쉬면서 30년 넘게 살아간다는 것은 그의 진료 철학 없이는 불가능하다. 그는 이미 치매 전문 의사로 유명하다. 환자들과 생애주기를 함께하면서 치매라는 질병에 대해 특히 많은 고민과 연구를 했다. 그는 장모님의 치매를 직접 돌보는 등 치매의 아픔과 안타까움의 한가운데에 있다. 치매의 이론적인 연구뿐만 아니라 치매의 현상, 진행 과정, 치매 가족의 애로사항까지도 맘 속 깊이 이해할 수 있는 의사이다.

그의 신작 『뇌세포 재활로 치매 치료 가능하다』에는 치매라는 질병에 대한 연구와 고찰이 응축됐다. 그는 뇌세포 재활로 치매 치료뿐만 아니라 기억력, 불면, 두통 등 현대인의 만성 질병을 완화하는 데도 큰 도움이 된다고 말한다. 뇌세포 재활 치료가 뇌만 재활하는 것이 아니라 모든 세포가 살아나기 때문이다. 치매를 비롯한 난치병이라고 하는 여러 질병에 대해 다방면으로 치료를 진행한 스토리를 책에 담았다.

이 책이 백세시대를 살면서 난치병에 시달리는 현대인의 삶의 질을 높이는 데 도움이 되기를 바란다.

허은영(한국자산관리공사 상임이사)

열정과 실력과 성실함을 겸비한 의사

김철수 원장은 의사와 한의사 면허를 모두 갖고 있는 보기 드문 의료인이다. 그래서 서울 압구정동에 있는 병원 이름도 '킴스패밀리 의원·한의원'이다. 우리나라에 이런 의사가 250여 명 있는 것으로 알고 있다.

그는 이런 의사 중에서도 1세대에 속한다. 선구자라는 뜻이다. 양의사가 한의학도 공부하면 좋은 이유는 간단하다. 하나의 프레임에 갇히지 않기 때문이다. 양의학이든 한의학이든 하나만 갖고는 수많은 질병을 제대로 치료할 수 없다. 환자 입장에서는 양의든 한의든, 심지어 대체의학이든 내 병을 낫게 해주는 게 중요한데, 의사들은 자기가 배운 영역만 진리라고 믿고 다른 영역을 배격한다. 기존 의료 영역이 서로 협업 관계에 있으면 환자가 나을 확률이 높아지는데 말이다. 이런 의미에서 김 원장처럼 양방과 한방을 다 배운 의사는 소중하다.

양·한방 면허를 다 갖고 있는 의사라 해도 수준은 천차만별이다. 그는 이런 의사 중에서도 선두주자다. 우선 스펙이 좋다. 우리나라 양대 의대인 연세대 의대를 나왔고, 국내 최고 한의대인 경희대 한의대에서 공부했다. 의료 경험도 풍부하다. 그가 본 환자만 110만 명이 넘는다. 1988년 양의사로 개업했고 2000년부터는 한의사로도 개업해 열심히 환자를 봐온 결과다. 그는 연세대 의대 가정의학과 1기생으로 입학해 혹독한 수련을 받았고, 덕분에 온갖 분야의 환자를 볼 수 있었다.

그는 20여 년간 서울 올림픽선수촌아파트 상가 내 자신의 병원에서 묵묵히 수많은 환자를 치료해왔다. 최근 몇 년 전부터는 새로운 경지의 전국구 의료인으로 거듭나고 있다. 장모 장금순 여사의 치매를 치료한 것이 직접적인 계기가 됐다. 대단한 애처가인 그는 장모가 치매에 걸리자 치료에 절치부심했고 증세를 호전시키는 데 성공한다. 이를 계기로 치매에 관심을 갖게 됐고 이제는 자타공인 치매 전문가가 됐다. 《헬스조선》에서 선정한 치매 명의에 개업의로서는 유일하게 그가 들어 있는 것이 그 증거이다.

거의 불치병으로 인식되던 치매 치료에 도전해 비교적 단시일 내에 성공한 것은 그만큼 오랫동안 온갖 분야의 환자를 치료했고 치료 성공률을 높이기 위해 고심했기 때문에 가능했다. 그는 기존 양·한방 치료법에 구애받지 않고 환자를 치료하기 위한 최선의 방법을 찾아내고자 예순을 넘긴 요즘도 밤늦게까지 학구열을 불태우고 있다. 지인들이 "김철수 원장이 10대에 이런 노력을 했으면 전국 수석도 가능했겠다"고 농담할 정도다.

현직 언론인인 필자가 추천사를 쓰는 까닭은 그가 필자가 몸담고 있는 《시사저널》의 의료 필진이기 때문이다. 그는 지난해 6월 《시사저널》1392호부터 매주 의료칼럼을 기고하고 있다. 이 칼럼은 독자들의 반응이 뜨겁다. 그가 모든 분야의 질병을 다뤄본 몇 안 되는 의사인데다, 풍부한 임상 경험을 바탕으로, 어려운 내용을 이웃집 아저씨처럼 구수하게 풀어주기 때문이다.

이 칼럼의 상당수가 치매 관련 내용인데 이 책에도 반영돼 있다.

김 원장의 이번 책은 본인이 치료한 사례를 중심으로 서술돼 있어 독자 입장에서는 쓸모가 많다. 이 책에 언급돼 있는 사례를 꼼꼼히 읽어보면 내 주변의 치매(예비) 환자가 치료되겠다 안 되겠다를 판단할 수 있을 것이다. 그밖에 치매에 대한 기존 생각이 많이 바뀔 것으로 믿는다.

의사를 추천하는 일은 극히 조심스러운 일이다. 특히 현직 언론인의 경우는 더 그러하다. 그럼에도 김철수 원장의 신간을 추천하는 것은 그가 그만큼 뛰어난 의사임을 믿기 때문이다. 그를 오랫동안 지켜보면서 실력과 인품에 감동받았고 필진으로 위촉한 후에는 모든 질환을 커버하는 뛰어난 콘텐츠와 한 번도 마감을 어기지 않는 성실함에 매료됐다. 그래서 감히 추천사를 쓰는 만용을 부려봤다. 이 책을 읽는 분들은 건강이라는 행운을 손에 쥐게 될 것이다. 독자 여러분의 일독을 권한다.

박영철(시사저널 편집국장)

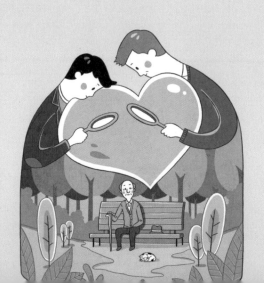

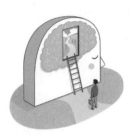

1장 치매 주치의 진료실

2장 예방의학이 중요한 이유

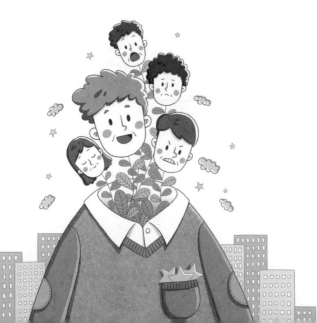

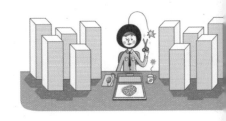

3장 치매의 원인과 종류

4장 지나칠 수 없는 신호

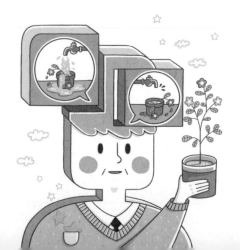

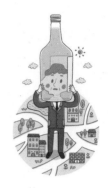

5장 노후를 바꾸는 기적, 생활습관의 비밀

1장
치매 주치의 진료실

누구도 치매로부터
자유로울 수 없다

가까운 지인이 부친상을 당해 조문을 했다. 89세에 노환으로 돌아가셨다고 한다. 두세 달 전부터 전체적인 신체 기능이 쇠약해지면서 기력이 떨어지더니 한 달 전부터는 가족들 얼굴도 알아보지 못할 만큼 정신이 오락가락하다가 돌아가셨다는 것이다. 자식들 잘 키우고 큰 병 없이 건강하게 지내다가 노환으로 짧게 앓다가 가셨다며 다들 호상이라 했다. 세상 어떤 죽음에도 호상은 없다지만 비교적 편안히 돌아가신 고인과 남은 이들을 위로하기 위한 말이려니 생각한다.

또 다른 지인의 모친은 93세에도 별다른 신체 질병 없이 정정하셨다. 식사도 잘하시고 아침마다 동네 뒷산에 오를 정도였다. 3년 전 치매 진단을 받아 약을 복용하고 있었지만 일상생활에 불편함이 없을 정도로 증상이 심하지 않아서 크게 걱정하지 않았다고 한다. 최근 들어 급격히 나빠지면서 가족들이 감당할 여건이 되지 않자 요양원으로 모시는 문제를 두고 고민 중이었다. 치매 환자 가족들이 흔하게 겪는 일이다.

기간과 정도의 차이는 있지만 사람은 누구나 나이가 들어 세상을 떠나기 전 일정 기간을 치매 상태로 지낸다. 그 기간이 짧으면 노환이라 여기지만 엄밀하게 말하면 그 역시 인지기능이 많이 떨어진 치매 기간에 속한다. 이런 기간이 6개월 이상 지속되면 이를 치매로 인식하게 된다.

나이가 들어 기억력이나 계산력 등 뇌기능이 떨어지고 신체 움직임이 둔해지는 것에 대해 자연스러운 현상으로 받아들이는 것은 당연하다. 적어도 이제까지 우리의 정서는 모든 생명체의 노쇠 현상에 대해 너그럽고 허용적인 분위기였다. 하지만 시대와 환경이 달라졌다. 줄기세포 연구나 나노로봇 연구와 같은 과학기술의 발달은 생명 연장의 꿈을 실현시켜 노화를 늦추고 평균수명을 끌어올리고 있다. 바야흐로 백세시대가 온 것이다.

의학이 발달하여 수명이 늘어나면서 병들거나 약해진 노후도 길어졌다. 신체적 노후는 의학과 과학기술의 발달로 그런대로 기능을 오래 지탱할 수 있지만 이미 부서져 사라진 뇌세포를 새로 만들기는 어렵다. 결국 평균수명이 늘어났다는 것은 뇌기능이 떨어진 노후가 길어졌다는 것을 뜻한다.

백세시대에 치매는 누구에게나 찾아오게 되어 있는 예약된 손님이다. 수명이 짧은 시대에는 치매가 오더라도 중증으로 진행되기 전에 세상을 떠나는 경우가 많아서 치매 환자로 통계되는 수가 그리 많지 않았다. 하지만 평균수명이 늘어난 백세시대에는 노후 기간이 길어지므로 원치 않더라도 치매 기간이 늘어날 수밖에 없다. 치매 환자가 되지 않는다고 해도 나이 들수록 뇌기능이 나빠져 삶의 질이 형편없이 떨어질 수 있기 때문에 치매로부터 자유로운 사람은 거의 없다.

이제 문제는 얼마나 살 것인가가 아니라 어떻게 살 것인가에 있다. 건강하게 백수를 누릴 수도 있고, 병상에 누워 가족들의 짐이 되거나 그나마도 돌보는 사람조차 없이 외로이 노년을 보낼 수도 있기 때문이다.

전국치매역학조사 결과에 따르면 2016년 65세 이상 노인 중 약 10퍼센트인 약 70만 명, 즉 열 명 중 한 명이 치매 환자라고 한다. 또한 2025년에 100만 명을 돌파하고, 2040년이 되면 약 12퍼센트인 200만 명의 치매 환자가 발생할 것으로 추정했다. 수치상으로는 단지 2퍼센트 증가에 불과하지만 환자 수는 무려 세 배로 증가한다. 노인 인구가 급증하기 때문이다. 큰 대도시 하나의 모든 사람이 전부 치매 환자인 셈이 된다.

기나긴 노후를 치매 상태로 보내고 싶지 않다면 지금부터 치매 대비책을 마련해야 한다. 젊은 시절 삶의 질을 좌우하던 그 모든 것들에 우선하여 노후의 삶을 좌우하는 최우선 기준은 신체 건강과 더

불어 정신 건강에 있기 때문이다. 정신을 온전히 유지하지 않으면 본인은 물론 배우자와 가족들의 삶까지 피폐해질 수 있다. 무엇보다 정신줄을 단단히 붙잡고 있어야만 백세시대를 축복으로 누릴 수 있을 것이다.

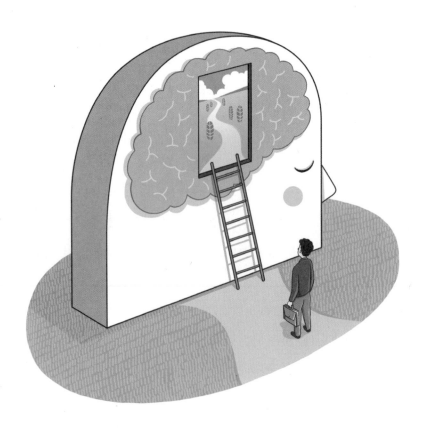

치매는 반드시
치료가 필요하다

　누구나 병에 걸리면 당연히 지금 당장 치료를 시작해야 한다고 생각한다. 그런데 치매 진단을 받을 경우 치료에 대한 확신을 갖기가 쉽지 않다. 치매가 어떤 병인지, 어떤 단계를 거치는지, 어떻게 치료하는지 정확히 알지 못해서 갖게 되는 반응이다. 치매에 대한 대부분의 정보가 주변 사람들한테 전해들은 '카더라'인 경우가 많은 까닭이다.

　시골에서 남편과 둘이 살고 있는 83세 K여사는 안타깝게도 치매가 많이 진행된 이후에 병원을 찾았다. 기억력이 많이 떨어지고 시간이나 장소에 대한 개념도 부족하고 판단력도 흐려졌지만 본인이나 가족 모두 나이가 들어 그런 것이려니 하고 대수롭지 않게 여긴 것이다. 물건을 제대로 못 찾거나 사람을 알아보지 못하는 증상이 심해지고 급기야 집으로 가는 길을 잃어버리는 아찔한 사고를 겪은 후에야 병원을 찾았고 결국 중기 치매 진단을 받았다.

문제는 배우자와 자녀들이 치료에 적극적이지 않다는 것이었다. 자녀들이 경제적으로 어려운 상황인데다 다들 맞벌이를 하고 있어서 집으로나 요양원으로나 모실 형편이 되지 않았다. 특히나 남편 분이 완고했다. 진행을 늦출 수 있다고 설명했지만 약 먹는다고 금방 낫는 것도 아닌데 쓸데없이 돈만 날리는 부질없는 짓이라며 치료를 포기했다. 옛날에는 다 그렇게 살았다며 팔다리 부러진 데 없으니 사는 날까지 그냥 그렇게 살다가 가면 된다고 약물 치료조차 거부했다.

치매는 대부분 어느 정도 진행될 때까지 방치하다가 중기 또는 말기에 진단을 받아 불치병으로 치부해버리는 경우가 많다. 하지만 초기에 발견하거나 경도인지장애부터, 아니 그전부터 치매에 대한 예방적인 노력을 하면 치매 발병 자체를 늦출 수 있으며 병의 진행도 상당히 늦출 수 있다. 예방적인 노력이란 치매 예방을 위한 생활습관의 관리뿐만 아니라 뇌세포 재활 치료도 포함된다.

이런 이유로 치매는 예방이 치료이며, 치료가 곧 예방이다. 여기서 말하는 예방과 치료의 의미는 치매에 걸리지 않게 하는 것이 아니라 진행을 늦추는 것을 말한다. 치매가 진행되는 속도를 늦추는 것은 매우 힘든 일이지만 치매 치료의 이유이자 목적이기도 하다.

물론 가장 확실한 치료는 치매를 예방하는 생활습관에 있다.

특히 혈관 질환을 예방하기 위한 노력이 중요하다. 혈관 치매는 물론 퇴행성 치매인 알츠하이머 치매도 혈액순환의 영향을 받기 때문이다.

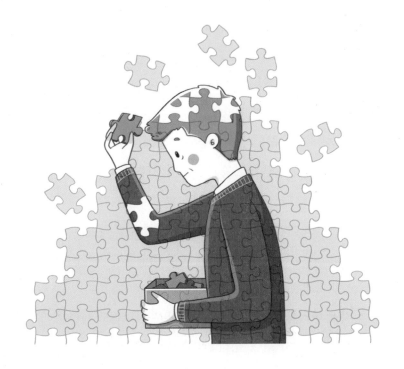

치매가 불치병은 아니지만 완치되는 병도 아니다. 치료를 받지 않으면 진행 속도가 빨라져서 대체로 1~3년, 평균 2년이면 중기 치매로 진행되고, 그 후 길게는 약 10년, 빠른 경우에는 1~3년이 지나면 말기 치매가 되어 배우자나 자식을 몰라보거나 대소변을 가리지 못하고 의미 있는 대화도 불가능해져 삶의 질이 나락으로 떨어지는

경우가 많다.

이미 치매가 진행되었다고 해도 약물 치료로 어느 정도 진행을 늦출 수 있다. 치매 치료의 목적은 인지기능을 호전시키고 문제행동을 치료하여 치매의 진행 속도를 늦추는 데 있다. 물론 본질적인 치료는 상당히 어렵다. 그럼에도 뇌기능 호전을 위한 치료나 문제행동에 대한 정신신경 치료 등 보호자나 환자를 편하게 하는 치료는 매우 중요하며, 아무런 약물 치료도 하지 않는 것보다 다양한 방법을 시도하는 것이 훨씬 의미 있다.

인지기능 개선제를 사용할 경우 초기에서 중기로 넘어가는 기간이 3년 전후로 늘어나고, 중기에서 말기로 넘어가는 기간이 약 6년 전후로 늘어난다. 이러한 노력에도 불구하고 시간이 지나면서 결국 뇌는 점점 노화가 진행된다. 약물 치료를 받으면 증상이 호전되고 진행 속도를 늦출 수 있지만 더 이상 진행을 막기에는 어려움이 있다. 이미 파괴된 뇌세포는 재생이 되지 않기 때문이다.

하지만 한의학적으로 접근하면 재생은 어려워도 재활은 가능하다. 뇌세포 재활 치료는 단순히 베타아밀로이드를 없애는 것을 목표로 삼는 것이 아니라 세포의 활력 회복에 관심을 둔다. 살아 있는 뇌세포의 체력 회복, 즉 활력을 되찾는 것을 목표로 하는 것이다. 뇌세포의 활력이 회복되면 자연적으로 뇌기능이 좋아지고 치매 증상도 호전된다. 뿐만 아니라 뇌세포가 금방 부서지지 않고 오래 버틸 수 있다. 뇌가 부서지는 속도가 느려져 진행을 느리게 만드는 것이다. 치매 치료뿐만 아니라 치매가 되기 훨씬 전부터 뇌세포 재활 치료를 시작하면 치매가 되는 나이를 늦출 수 있다.

◈ **인지기능 개선제의 효과**
- 치매 증상이 조금 좋아진다.
- 치매 진행이 조금 느려진다.
- 약을 중단하면 2, 3일 이내에 약효가 사라진다.

◈ **심리행동 치료의 효과**
- 문제 행동이 줄고 마음이 안정된다.
- 환자 자신의 고통이 줄고 간병도 수월해진다.

◈ **뇌세포 재활 치료의 효과**
- 치매 증상이 호전된다.
- 치매 진행이 느려진다.
- 약을 중단해도 호전된 증상이 상당 기간 유지된다.
- 치료를 일찍 시작할수록 좋다.
- 정상인의 뇌기능 호전을 위해서나 치매 예방 목적으로도 가능하다.

포기하지 않으면
삶의 질이 달라진다

　90대 치매 환자에게 과연 적극적인 치매 치료가 필요할까? 이 질문에 망설임이나 갈등 없이 시원하게 답할 수 있는 사람은 별로 많지 않다. 아마도 경제 상황이나 처한 환경에 따라 저마다 다른 선택을 할 것이다. 그동안 다양한 치매 환자와 그 가족들을 지켜봐온 의사로서 환자의 나이와 상관없이 모든 치매 환자에게 적극적인 치료를 권유한다. 환자와 가족들이 확연히 다른 삶의 질을 누릴 수 있기 때문이다.

　오랫동안 혈압 약을 복용하고 있던 90세 J회장은 10여 년 전에 중풍이 생겼고, 합병증으로 왼쪽 팔이 마비되어 불편을 겪고 있으며, 이후 파킨슨병까지 찾아왔다. 비록 몸이 불편했지만 평생 경영

해오던 사업을 포기할 수 없어 왕성하게 활동하며 외국 출장도 자주 다녔다. 하지만 출장 중에 호텔방을 못 찾는 곤란한 일을 겪고 난 후 병원에서 혈관 치매와 파킨슨 치매 진단을 받고 치료를 받았으나 점점 악화되면서 결국 알츠하이머 치매까지 겹쳐 있다는 새로운 진단을 받았다.

J회장은 시간이 갈수록 상태가 점점 악화되어 밤에 잠도 못자고 가족들까지 힘들게 했다. 안절부절 못하며 정신적으로 매우 혼란한 섬망 증세로 비현실적인 이야기를 하기도 하고, 욕이나 헛소리를 심하게 하거나 환각 증세, 특히 환시가 심하여 헛것을 보고 두려움에 떨기도 하여 가족들을 안타깝게 했다. 게다가 증상의 기복도 심한 편이었다. 일상생활을 할 수 없을 만큼 악화되면서 두 발로 걷지도 못하고 주로 누워서 생활할 수밖에 없었다. 당연히 대소변도 못 가리고 식사도 떠먹여야 했으며 24시간 간병인이 반드시 옆에 붙어서 생활해야 하는 지경에 이르렀다.

치매가 진행되면서 부인에게 험한 소리를 하고 고집은 더 세져서 다른 사람의 말은 아예 들으려고도 하지 않았다. 결혼해서 가정을 꾸려 살고 있는 중년의 딸만 고집스레 찾아대는 바람에 결국 딸이 친정에 와서 아버지를 돌봐드려야 하는 난감한 상황에 처했고, 가족 모두가 J회장의 치매 증상에 지칠 대로 지친 상태였다.

이런 상황에서 가족들은 뇌세포를 재활할 수 있다는 이야기를 듣고 찾아와 한약 치료를 원했다. 해마와 후각구의 일부 세포를 제외하고 대부분의 뇌세포는 재생이 되지 않는다. 전체적으로 볼 때 뇌세포의 재생은 불가능하지만 그래도 어느 정도 재활은 가능하다. 이 환자의 경우 활력을 되찾을 수 있는 뇌세포가 얼마나 남아 있을지 염려되었지만 그렇다고 포기할 수는 없었다. 고통받고 있는 가족들을 위해서나 환자 자신을 위해서도 치료 방법에 변화를 주어야 했다. 뇌세포의 재활을 위해 기존 치료와 병행하여 한약 치료를 시작했다.

치매 환자는 인지 능력이나 판단력 등 많은 부분에서 6세 이하의 어린아이 수준보다 못하다. 쓴 한약을 잘 복용해야 치료가 될 텐데, 약을 처방하면서도 쓰다고 거부할까봐 걱정이 앞섰다.

한 달이 지나고 아들이 와서 환자의 근황을 전했다. 다행히 약을 잘 드신다고 했다. 처음에는 약을 드시게 하는 것이 쉽지 않았다고 한다. 망상이 심해서 약을 드리면 약에 독이 들어 있는 것 아니냐며 거부하여 결국 아들이 먼저 마시고 안심시켜 드린 후에야 겨우 약을 드셨다고 한다. 그렇게 약 먹기를 힘들어하던 분이 이제는 오히려 약을 좋아하신다며 환한 웃음을 지었다. 지극한 효심과 현명한 대처로 인한 결과였다.

환자가 약을 잘 복용하니 증상도 조금씩 호전되어 갔다. 치료를 시작한 지 11개월쯤 되던 어느 날, 드디어 환자가 직접 병원을 찾았다. 놀랍게도 엘리베이터에서 40미터쯤 떨어진 거리를 두 발로 걸어오셨다. 치료 전과 달리 음식을 차려드리면 식탁까지 걸어가서 손수 식사도 하고, 대소변 뒤처리도 직접 하고, 소변도 두 시간 정도는 참을 수 있게 되어 외식도 가능해졌다고 한다. 잠도 잘 주무시고 섬망이나 망상, 환각 증세도 거의 사라졌다고 했다. 삶의 질이 높아진 탓에 환자도 가족들도 표정이 훨씬 밝아져 있었다.

총 20개월 동안 치료를 받은 뒤 한약을 중지했다. 그로부터 약 6개월 후에 만난 환자분 아들은 "우리 아버지 아직도 말짱해요!" 하고 말했다. 이 말은 확실히 뇌세포가 재활되었다는 것을 의미한다.

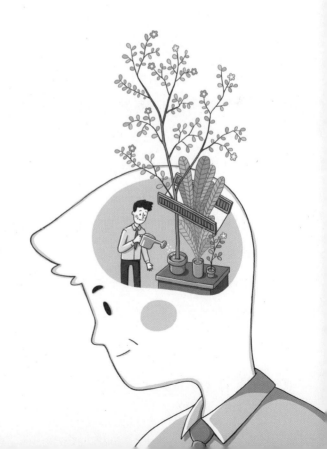

치매는 어느 날 갑자기
찾아오지 않는다

　사람들이 알고 있는 치매에 대한 상식은 대부분 알츠하이머 알츠하이머 치매에 관한 것이다. 집을 찾지 못해 길을 잃거나 가까운 사람을 알아보지 못하거나 사건이나 정보에 대한 기억력과 인지기능이 현저히 떨어지는 것이 주된 증상이다. 대표적인 퇴행성 치매인 알츠하이머 치매는 우리가 생각한 것보다 훨씬 오래 전부터 시작된다.

　J여사는 79세에 집을 찾지 못하고 길을 잃고 헤매다 발견되어 알츠하이머 치매 진단을 받았다. 이후 다소 불안한 상태였지만 딸의 관심과 도우미의 도움으로 치매 약을 복용하면서 3년 넘게 독거생활을 지속해왔다. 83세가 될 무렵 도우미가 물건을 훔쳐간다는 망상에 사로잡혀 도우미를 몇 차례 내보내고는 결국 도우미도 없이 온

전히 혼자서 생활하게 되었다.

이후 얼마 동안 50대 중반의 딸이 자기 사업으로 바쁜 와중에도 자주 들러 밑반찬도 챙기고 집안 정리도 해드렸다. 도우미를 거부하니 어쩔 수 없는 일이었다. 시간 나는 대로 들르고 전화도 매일 수차례 하는데도 어느 날 갑자기 왜 전화도 하지 않고 오지도 않느냐며 역정을 냈다.

이상한 생각이 들어서 그 길로 어머니 댁에 가보니 집안의 화초가 모두 말라죽어 있고, 제대로 챙겨 드시지 않아 약이 그대로 남아 있었다. 본성이 깔끔한 분이신데 여기저기에 쓰레기가 널려 있고, 챙겨다 드린 밑반찬도 냉장고에 그대로 남아 있었다. 더 이상 혼자서는 생활이 불가능하다고 판단되어 바로 모시고 왔다.

하지만 환경이 바뀌어서 그런지 잠을 못자는 날이 많았고, 어떤 날은 밤새 악몽에 시달리다 혀가 말라비틀어지고 숨이 넘어갈 듯하여 수액을 맞는 일도 여러 차례 있었다. 돈이 없어졌다며 밤새 찾을 때도 있고, 어떤 날은 소변을 실례하여 심하게 자책하는 듯 보일 때도 있었다. 이 무렵부터 중기 치매로 진행되고 있었던 셈이다.

병력을 확인해보니 76세 때부터 길눈이 어두워지기 시작하여 지하철을 잘못 탄 적이 많았고, 자꾸 기억을 깜빡깜빡하여 노인정 할머니들로부터 치매 아니냐는 놀림도 받았다고 한다. 바로 이 기간, 76세에서 79세 사이의 약 3년간은 기억이 떨어지면서 겉으로 나타나는 행동이 남의 눈에도 보이는 객관적 경도인지장애 기간에 해당된다.

아마도 70세 때부터 기억력을 비롯한 여러 가지 상태가 가파르게 나빠지면서 본인도 한 해 한 해가 다르다고 느끼기 시작했을 것이다. 이렇게 본인 스스로 한 해가 다르다고 느낀 약 6년 정도의 기간을 주관적 경도인지장애라 할 수 있다.

J여사의 치매 진행 과정을 순차적으로 정리하면 70세 이전은 '임상적 정상'으로 자각 증상이 없고 검사에도 별 문제가 나타나지 않는 기간이었으며, 이후 76세까지 약 6년간은 '주관적 경도인지장애', 이후 79세까지 약 3년간은 '객관적 경도인지장애'의 기간이었고, 79세에 '치매'가 시작되었다고 볼 수 있다. 이렇게 치매는 오랜 세월에 걸쳐 조금씩 진행되어 드러난다.

치매는 아무 예고 없이 어느 날 갑자기 찾아오는 병이 아니다. 예를 들어 65세에 치매가 시작되는 경우 무려 발병하기 20년 전인 40대 중반부터 뇌 속은 치매로 가는 변화가 시작된다. 베타아밀로이드라는 찌꺼기가 누적되면 대체로 5년쯤 지난 후 자극을 전달하는 신경섬유가 병들어가고, 약 5년이 더 지나면 신경섬유의 병이 깊어지면서 세포 소멸이 증가한다. 다시 5년쯤 지나면 사라진 뇌세포가 많아지면서 뇌의 기능 저하 증상들이 나타나는 경도인지장애가 되고, 약 5년에 걸쳐 이런 과정이 진행되면서 65세쯤 치매로 병들어가는 것이 일반적이다. 85세에 치매가 시작되는 경우는 이런 변화가 약 10년마다 진행되는 것으로 이해할 수 있다.

경도인지장애가 생기기 전에는 뇌의 여력으로 다른 휴면 세포가 기능을 대신하면서 뚜렷한 증상이 없을 수도 있다. 하지만 건망

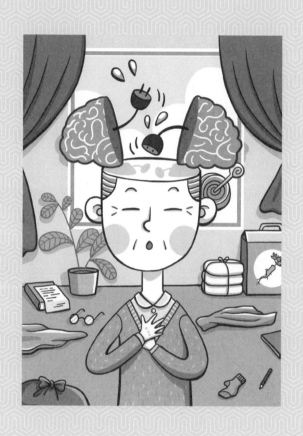

증이 늘거나 머리가 항상 무겁고 잘 돌아가지 않는 느낌이 들거나 잠을 설치거나 감정이 무뎌지고 참을성이 줄거나 갑자기 성격이 바뀌었다면 검사 결과와 상관없이 치매 경고음으로 받아들이는 것이 좋다.

다행히 J여사는 치료를 열심히 받아서인지 1~2년 정도 늦은 83세 무렵에 중기 치매로 진행되었다. 중기 치매부터는 기존 약의 효과가 떨어진 것으로 판단되어 양약을 중지하고 한약으로만 치료 중이며, 이후 4년이 흘러 87세가 된 지금까지 중기 치매 상태를 유지하며 잘 지내고 있다. 하지만 아쉬운 점은 치료를 좀 더 일찍 시작하지 못한 것이다. 객관적 경도인지장애 때부터, 아니면 치매 진단을 받자마자 치료를 시작했더라면 하는 아쉬움이 있다.

검사 결과가 정상이라도
안심할 수 없다

50대 후반의 S대표는 잘나가는 다국적 기업의 대표이다. 머리가 비상하여 그가 이끄는 한국 지사는 최근 몇 년간 전 세계 지사 중에서 최고 실적을 내어 연임이 보장되어 있다. 하지만 그는 은퇴를 고려하고 있다. 평소 체력이 약한 편이어서 나름대로 선택과 집중을 하면서 지금까지 잘 해왔는데, 최근 들어 부쩍 체력이 떨어졌기 때문이다.

졸음이 쏟아지는 기면병이 있는 것도 아닌데 차에 타자마자 기절한 듯 잠에 취해버리고, 저녁을 먹고 나서 가족들과 담소를 나누거나 텔레비전을 볼 때에도 이내 고개를 떨어뜨리는 일이 다반사이다. 갈수록 점점 정도가 심해지면서 같이 식사하던 친구들의 식사가 끝나기를 기다리다가 잠에 취한 나머지 이마를 식탁에 찧어 꿰맨 적도 있고, 의자에 앉아 졸다가 떨어지는 바람에 허리를 다쳐 침을 맞기도 했다.

최근 들어 건망증도 심해지고 뭔가 딱 꼬집어 말하기는 어렵지만 여러 면에서 조금씩 둔해진 느낌이 들었다. 일에 대한 흥미도 떨어지고 안색도 좋지 않고 체력적인 문제도 있어 모 대학병원에서 치매 검사를 포함하여 종합검진을 받았다. 우려했던 것과 달리 모든 면에서 정상이라는 진단을 받았지만 업무를 제대로 수행할 자신이 없어 은퇴를 고려하고 있는 상황이다.

이처럼 증상은 있지만 검사 결과가 정상으로 나오는 경우가 종종 있다. 마치 심증은 있는데 물증은 없는 것과 마찬가지여서 답답하기 그지없다. 검사 결과가 정상이라 해도 안심할 수 없는 것이다. S대표에게 뚜렷한 질병이 있거나 치매가 진행되고 있다는 객관적 증상이나 근거는 없다. 하지만 임상적으로 정상이라 해도 이미 속에서 병이 자라고 있을 수 있다. 가령 검사의 정확도가 0.2 정도의 시력 수준이라면 2.0 시력으로 보아야 하는 변화는 검사에서 드러나지 않을 수밖에 없는 것이다.

무엇보다 지금 나타나는 증상과 뇌의 상태를 이해할 필요가 있다. 물론 의사의 주관적 판단이며 객관적 근거가 없고 심지어 틀릴 가능성도 있다. 하지만 객관적 근거가 없다고 해서 괜찮다고 말할 수 없으며, 그냥 그대로 두어서도 안 된다. S대표의 경우 지금 나타나는 증상들은 바로 뇌기능이 떨어지는 증상이다. 이런 속도로 나빠질 경우 결국 치매가 될 것인지 아닌지에 대한 정확한 답은 없다.

하지만 여기서 생각해볼 문제는 치매가 되지 않는 것 못지않게 뇌의 기능이 나빠지지 않도록 유지하는 것 역시 매우 중요하다는 것이다. 노후에 치매 환자가 되어서도 안 되지만 겨우 치매를 면할 정도인 경도인지장애가 되어서도 안 되기 때문이다.

그동안 S대표는 자신의 체력에 넘치는 일을 해왔다. 더구나 어릴 때부터 병약했고 후천적인 체력이 약한 편이다. 이 경우 이미 유전자의 활동을 조절하는 물질이 부족하거나 많이 변화되어 있을 가능성이 높은데, 이런 변화를 후성변이라 한다. S대표는 후성변이가 많은 상태에서 스트레스로 인한 뇌의 과부하로 독성 단백질이 세포 내외에 많이 생기고, 활성산소에 의한 뇌 손상도 많이 발생하여 뇌의 노화 속도가 동년배에 비해 상대적으로 빨라지고 있는 것으로 보였다.

다행히 치료를 시작한 지 한 달이 지나면서 변화가 나타났다. 뇌세포가 재활되면서 시도 때도 없이 잠에 취하던 증상이 사라져 밤 12시까지 책상에 앉아 중국어 공부를 할 수 있게 되었고, 머리가 맑아지고 기억력과 집중력이 향상되어 은퇴하겠다는 생각도 접었다. 피부의 상피세포도 재활되어 얼굴의 안색이 맑아지고 모근세포가 재활되어 탈모 부위의 머리카락이 나기 시작했다. 아침마다 일어나는 게 힘들었는데, 6시면 거뜬하게 일어나는 것도 모자라 불편하게도 새벽 손님까지 어김없이 찾아왔다. 이처럼 뇌세포를 재활시키는 노력을 하면 보너스처럼 전신이 재활되는 효과가 같이 나타난다.

　　정상인의 뇌 속에도 이미 부서진 뇌세포, 활력이 떨어진 뇌세포, 아직도 활력이 충만한 뇌세포가 다 들어 있다. 기력이 약해지거나, 기억력이 떨어지거나, 걸핏하면 졸리거나, 잠을 쉽게 이루지 못하거나, 크게 건드리지도 않았는데 짜증이나 화가 많아지거나, 우울증이 생기거나, 성욕이 감퇴하거나, 우유부단하거나 판단력이 떨어지거나, 행동이나 다른 인지기능이 조금 굼떠지는 것은 모두 활력이 떨어진 뇌세포가 많아졌기 때문이다. 그냥 두지 말고 생활에서 원인을 찾아서 해결해야 하지만 객관적인 검사로는 드러나지 않는다. 드러나지 않아도, 검사 결과가 정상이더라도 활력이 떨어진 뇌세포에 대한 재활 치료를 받는 것이 좋다.

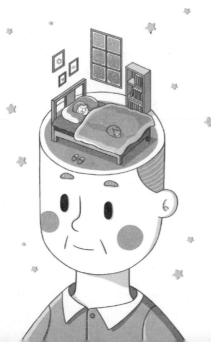

'재생'은 안 되지만
'재활'은 가능하다

　한 과학자가 있다. 어머니가 해주시던 가마솥 밥이 그리워서 똑같은 밥맛을 위해 연구에 연구를 거듭한 끝에 전기압력밥솥을 만들었다. 훌륭한 기술이고 밥맛도 뛰어났지만 어머니의 정성이 들어간 밥맛은 나지 않았다. 과학자의 욕구는 충족되지 못했고 오래 누적되어 결국 몸이 약해졌다. 이처럼 과학적 인식에는 한계가 있다. 어머니가 만든 밥은 과학적 인식의 저편에 있지만 현실이며 실존한다. 이럴 땐 어머니의 사랑이 들어간 밥이 답이다.

　우리는 종종 과학적 사고에 사로잡혀 과학적으로 인식되지 않는다는 이유로 현존하는 진실조차 부정하는 경우가 있다. 하지만 과학적인 것만 고집하다가 어머니의 밥은 비과학적이기 때문에 먹으면 안 되고, 과학적이고 일정한 규격을 가진 전기밥솥 밥, 혹은 햇반만 먹어야 된다고 생각하는 지경에 이르는 것은 아닐까?

과학적 인식의 한계로 인해 난치병과 불치병이 생긴다. 이런 한계를 극복하려 할 때 패러다임을 바꾸면 의외로 쉽게 길이 보이기도 한다. 어머니의 정성이 들어간 밥이 답이다. 있는 그대로 인정하면 된다. 반드시 과학적으로 증명되어야만 옳은 것은 아니다.

뇌세포가 노화되는 것은 우리가 사는 집이 점점 낡아가는 것과 비슷하다. 집은 세월이 흘러서 낡기도 하고, 비바람을 맞아 좀 더 심하게 훼손되기도 하고, 때로는 태풍이나 지진으로 형편없이 무너지기도 한다. 주인이 집을 아끼고 여기저기 손보고 잘 가꾸면 오래 간다. 예방적인 삶을 사는 것은 집을 아끼고 가꾸면서 사는 것과 같다. 하지만 집이 오래되어 손볼 곳이 많아지거나 태풍이나 지진으로 갑자기 크게 부서진 곳이 생기면 혼자 힘으로는 고치기가 힘들다. 여러 사람이 함께 고쳐야 하고, 때로는 전문가의 도움을 받아 그때그때 고치며 살아야 한다.

머릿속의 뇌세포도 마찬가지다. 가꾸고 고쳐야 오랫동안 튼튼한 기능을 유지할 수 있다. 뇌세포를 우리가 사는 집에 비유해보자. 세포 밖에 베타아밀로이드 찌꺼기가 쌓이는 것은 집을 이루는 벽이나 지붕의 구조물에서 떨어져 나온 쓰레기가 집 밖에 쌓이는 것과 같다. 세포 내부에 타우단백 찌꺼기가 쌓이는 것은 생활 쓰레기가 집 안에 쌓이는 것과 같다. 하지만 쓰레기를 깨끗이 치운다고 해서 쓸 만한 집으로 바뀌지 않는다. 쓰레기는 부서진 결과물이지 집을 부서지게 한 주된 원인이 아니기 때문이다.

집을 고치려면 벽이나 창틀, 기둥, 바닥과 천장 등 집 전체를 총체적으로 손보아야 한다. 고칠 곳이 한두 군데가 아니라 멀티 타깃에 대한 치료가 필요하다. 과학적으로 유효한 성분 한두 가지, 즉 베타아밀로이드를 없애거나 타우단백 찌꺼기를 없앤다고 치료되는 것은 아니다. 뇌세포 재활 치료는 이러한 관점에서 시작된다.

뇌세포를 재활시키는 약은 치매의 치료제로도, 치매의 예방약으로도 사용이 가능하다. 그것도 증상이 없을 때부터 정기적으로 사용하는 것이 좋다. 특별한 증상도 없고 검사에도 드러나지 않는 상태, 즉 정상으로 보이는 '임상적 정상'일 때에도 이미 많은 뇌세포는 기능이 떨어져 있고 일부 뇌세포는 부서져서 소멸되었을 가능성이 높기 때문이다. 죽은 세포를 대신할 새로운 세포를 만드는 재생은 불가능하지만 기능이 떨어진 세포의 기능을 회복시키는 재활 치료는 가능하다.

뇌세포 재활 치료는 치매를 치료하거나 뇌세포 노화 속도를 줄이는 치료이므로 경도인지장애 기간이나 그전 단계인 임상적 정상 기간에도 치매를 예방하거나 뇌기능을 호전시키기 위해서 되도록 일찍 시작하는 게 좋다. 뇌세포 재활 치료의 목표는 치매를 호전시키고 치매에 걸리지 않게 하는 것도 있지만 좋은 뇌를 오래 유지시키는 데 있기 때문이다.

6개월 정도 치료를 한 뒤에 치료 전과 비교해보면 환자의 절반 정도는 호전되어 있고, 나머지의 절반은 별다른 변화가 없고, 나머지는 악화되었다고 한다. 변화가 없거나 나빠지지 않는 것도 따지고 보면 치료가 잘 되어야 가능한 일이다. 치료하지 않는 치매는 아주 빠르게 나빠지기 때문이다. 나빠진 경우에도 치료를 받지 않은 것보다는 덜 나빠졌을 수 있다. 일반적으로 고혈압이나 당뇨를 평생 치료하듯 치매도 말기 치매가 되기 전까지는 지속적인 재활 치료를 받는 것이 좋다.

지금 할 수 있는 치매의 근본적인 치료는 뇌세포를 재활하는 것이다. 뇌세포는 살아 있는 세포와 소멸된 세포로 구분되지만 살아 있는 세포가 모두 똑같은 활성을 가지고 있는 것은 아니다. 100점, 80점, 50점, 20점 등 다양한 활성의 차이가 있다. 이런 활성을 회복하는 재활 치료는 여러 가지 한약재로 가능하다. 재활 치료는 치매를 치료하는 방법도 되지만 치매를 예방하는 치료도 된다. 사라진 뇌세포를 돌아오게 하거나 새로 만들 수는 없지만 20점을 30점으로 60점을 80점으로 기능을 회복시킬 수는 있다. 이렇게 기능이 회복되면 뇌세포의 수명도 길어진다. 치매가 시작되는 시점을 늦출 수도 있으며 증상도 많이 회복할 수 있다. 다만 늦게 치료를 시작하면 재활 치료의 대상이 적어 치료 효과도 제한적일 수밖에 없다.

그렇다면 이런 질문이 생길 수 있다. 뇌세포 재활 치료를 받으면 치매에 걸리지 않거나, 치매에 걸린 사람이 완치되거나, 치매가 더 이상 진행이 되지 않는가?

그렇지 않다. 치료를 받아도 치매가 될 수 있고, 치료를 받아도 뇌는 계속 나빠질 수 있다. 다만 인지기능 개선제와는 접근 방식이 완전히 달라 치료 효과도 다르다는 것이다. 기존의 치매 치료약으로 많이 사용되는 인지기능 개선제는 신경과 신경 사이의 자극을 연결 해주는 신경전달물질인 아세틸콜린을 잘 부서지지 못하게 하여 자극을 전달할 수 있게 함으로써 인지기능을 개선하는 것이지만, 뇌세포 재활 치료는 뇌세포의 체력을 키워 뇌의 활성을 증가시키는 것이다. 뇌세포의 활성이 증가되면 뇌기능이 좋아지고 뇌세포의 수명이 늘어난다. 뇌세포 재활 치료로 치매의 진행을 느리게는 만들지만 세월과 함께 뇌는 지속적으로 나빠지기 때문에 결국 치매 환자가 되거나 악화된다. 하지만 치료를 받을 경우 이런 진행을 훨씬 늦추며 삶의 질을 오랫동안 유지시켜준다.

뇌세포 재활 치료란?

재활 치료는 의학적 재활 치료와 한의학적 재활 치료로 구분할 수 있다. 의학적 재활 치료로 제일 활발하게 연구되는 것은 베타 아밀로이드의 발생을 줄이거나, 발생된 베타아밀로이드를 빨리 제거하거나, 타우단백의 과인산화를 방지하거나, 엉김을 방지하는 약을 개발하는 것이다. 하지만 베타아밀로이드를 없애도 이미 나빠진 뇌세포의 기능은 재활되지 않는다. 이런 이유로 베타 아밀로이드가 많이 쌓이기 전부터 치료하는 방법이 연구되고 있다. 그리고 타우단백의 과인산화를 방지하는 것은 뇌세포의 활동을 억제시키는 꼴이고, 엉김을 방지하는 것도 어려울 뿐 아니라 가역적으로 미소세관에 재결합시키기도 어렵다. 이런 이유로 뇌세포의 재활 치료는 어렵다.

반면에 한의학적인 뇌세포의 재활 치료는 어머니의 밥처럼 과학적으로 설명하기 어렵지만 실제로 가능하다. 현대 의학과 달리 한의학적 접근은 근거에만 의존하지 않고 치매가 가지는 여러 가지 문제점을 직관적 사고로 이해하기 때문이다. 한의학적 인식과 한의학적 치료는 한의사마다 조금씩 다르다. 한의학에서는 이런 주관적이고 직관적인 사고와 다양성을 존중한다. '청명' 역시 의학적 지식과 한의학적 사고를 융합한 인식을 바탕으로 구성된 한약으로, 뇌세포를 재활하는 치료약이다.

치매를 치료하는 방법으로 뇌세포를 다시 만들어주는 줄기세포 치료가 이론적으로 최선이지만 현실적으로는 어렵다. 차선책으로는 뇌세포를 재활시키는 것이고, 다음으로는 인지기능을 개선시키는 것이다. 앞서 말한 대로 인지기능 개선제로 치료를 받으면 일정 기간 동안은 인지기능이 조금 호전되고 진행도 조금 늦출 수 있다. 반면에 뇌세포 재활 치료를 받으면 뇌세포가 튼튼해지고 활력이 좋아지므로 이로 인해 당연히 인지기능이 좋아지고 뇌세포도 천천히 부서지므로 오랫동안 높은 삶의 질을 유지할 수 있다.

뇌세포가 노화되는 원인은 활성산소의 공격으로 인한 경우가 많다. DNA, 막 구조, 세포 내 소기관, 미세소관 등의 손상이 생길 수 있다. 다른 원인으로는 혈액순환 장애, 산소 부족, 영양 부족, 독소, 물리적 충격 등 여러 가지로 인해 손상이 생길 수 있다. 따라서 손상 원인을 없애는 것이 예방하는 것이다. 반면에 손상된 구조를 회복하기 위해서는 단백질 합성이 필요하며, 단백질 합성의 여러 과정에 대한 치료도 필요하다. 단백질 합성 과정이 잘못되는 이유는 나이 먹는 것, 오염, 산화적 스트레스, 나쁜 음식을 먹는 것 등 다양하다.

이러한 과정의 손상에 대해 뚜렷한 치료 효과가 있는 단일 약물로 알려지거나 개발된 약은 아직 없는 실정이다. 즉 국가 공인 기술자처럼 검증되고 허가된 전문적인 약은 없다. 하지만 다양한 일을 조금씩 할 줄 아는 아마추어 자원봉사자와 같은 약물은 있다. 바로 약성이 약한 대추, 생강, 감초와 같은 한약재이다. 약성이 약해서 아마추어의 실력밖에 되지 않지만 여러 가지 한약재와 어우러지면 단백질 합성 과정이 원만해진다. 멀티 타깃에 대한 치료는 약성이 약한 한약으로 치료하는 것이 적합하다.

세포 활성 회복에 필요한 단백질 합성이 늘고, 항산화 작용이 강해지고, 혈액순환이 개선되며, 사립체(Mitochondria)의 에너지 생산이 늘고 세포 소멸(Apoptosis)이 줄어들며, 텔로미어가 길어진다. 베타아밀로이드 찌꺼기와 타우단백 찌꺼기에도 영향을 미친다. 근본적으로 뇌세포는 재생이 불가능하지만 이런 방법으로 뇌세포의 재활은 가능하다.

뇌세포가 재활되어 나타나는 증상

뇌세포가 재활되어 나타나는 증상 호전은 다양하다. 기억력이 좋아지고 단어가 잘 떠오르며, 피곤하지 않고 활력이 생기며 우울증이 없어지기도 한다. 판단력과 집중력이 좋아져 바둑 실력이 좋아지거나 일처리 능력도 향상된다. 성욕이 증가하고 성 기능도 좋아진다. 시력이 좋아지고 어지러운 증상이나 이명 증상이 없어지는 경우도 있으며 불면이나 기면증이 사라지기도 한다. 짜증을 덜 내게 되며 오래된 두통이 사라지고 틱 증상이 호전되기도 한다. 이런 증상 호전은 뇌세포가 재활되었다는 것을 의미한다.

뇌세포가 재활되듯이 신체의 다른 세포도 재활이 된다. 모근세포가 재활되어 머리카락이 빠져 있던 부위에 새로운 머리카락이 나기도 하고 머리카락이 굵어지기도 하며 때로는 흰머리가 까맣게 바뀌는 경우도 있다. 피부 상피세포가 재활되고 간세포도 재활되어 피부의 주름이 펴지거나 젊어 보이거나 피부색이 고와지기도 한다. 잇몸이 튼튼해져서 건오징어를 씹어 먹을 수 있게 된 경우도 있다. 퇴행성 관절염이나 류머티스 관절염이 호전되는 경우도 있다. 혈액 검사에서 간 기능이 좋아지고 콩팥 기능이 호전되며 빈혈이 사라지는 경우를 볼 수 있다. 생혈 검사를 보면 피부처럼 쪼글쪼글했던 적혈구의 모양이 동글동글 펴지는 경우도 있다. 이 모든 증상 호전은 각각의 조직 세포들이 재활되었기 때문에 가능한 일이다. 이외에도 세포가 재활되면서 다양한 증상 호전이 나타나기도 한다.

뇌세포 재활의 객관적 근거

◈ 뇌기능이 호전되는 증상들

- 기억력이 좋아졌다.
- 집중력이 좋아졌다.
- 판단력이 좋아졌다.
- 화가 덜 난다.
- 피곤하지 않다.
- 두통이 사라졌다.
- 어지러움이 사라졌다.
- 성욕이 살아났다.
- 이명이 없어졌다.
- 시력이 좋아졌다.
- 바둑 실력이 2점 이상 좋아졌다.

◈ 보너스 같은 효과들(다른 세포들도 덩달아 재활된다)

• 머리카락이 새로 많이 났다(모근세포의 재활).

• 피부가 고와졌다. 주름이 펴졌다(피부 상피세포의 재활).

• 간 기능이 좋아졌다(간세포의 재활).

• 콩팥 기능이 좋아졌다(콩팥세포의 재활).

• 빈혈이 없어졌다(골수세포의 재활).

• 생혈 검사에서 적혈구 형태가 좋아졌다.

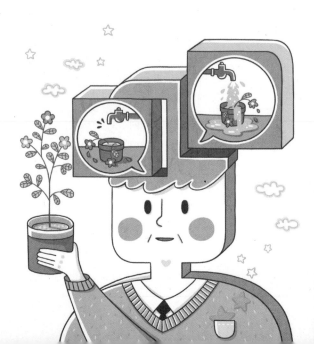

조기 치료보다
예방 치료가 더 중요하다

80을 바라보는 H회장은 마음이 편치 않다. 부인이 치매 초기 진단을 받았기 때문이다. 몇 개월째 치료를 받고 있지만 좋아지는 기미가 보이지 않아 다른 치료를 받아보기 위해 우리 병원을 찾았다. 그런데 진료를 해보니 부인도 부인이지만 H회장의 상태도 썩 좋은 편이 아니었다. 겉으로 보기에는 전혀 문제가 없어 보였지만 의사의 눈에는 이상 징후가 뚜렷이 보였다. 다소 고차원적 이야기는 못 알아듣고 행동도 빠릿빠릿하지 못하고 굼떠 보이기까지 했다. 하지만 본인이 심각한 상태라는 것을 인지하지 못할 뿐만 아니라 전혀 자신의 문제를 못 느끼고 있었다.

현재 치매 환자는 아닐지 몰라도 의사의 눈에 여러 가지 인지기능이 떨어진 것이 보일 정도라면 객관적 경도인지장애의 단계이거나 이미 치매로 들어섰을 가능성이 있었다. 특히 피질하 경색의 가능성이 보여 MRI 검사를 권유하였다. 처음에는 완강하게 거부하던 H회장도 문제의 심각성을 겨우 이해하고는 약물 치료를 받기로 하고 돌아갔다.

부부의 한약을 집으로 배송했는데 언제 자신이 약을 먹겠다고 했냐며 H회장이 화를 냈다. 병원에서 충분히 설명하고 설득했음에도 본인 스스로는 받아들이지 못한 것이다. 다시 차근차근 이해를 시키는 수밖에 없었다. 다행히 워낙 이성적이고 이해력이 높았던 분이어서 상세한 설명을 듣고 나서는 약을 먹기로 했다. 이후에는 한 번도 약에 대한 거부 없이 꾸준히 약을 먹어 지금은 많이 회복되었으며, 한 달에 한 번씩은 부인과 함께 진료를 받으러 나오고 있다.

H회장의 경우 사업상 술 접대도 많았고 담배도 40년 이상 피웠으며 젊어서 고생도 많이 했다. 이런 이유 외에도 잘못된 식습관이나 항산화제, 각종 영양소가 부족한 음식 섭취도 원인이 될 수 있다. 운동을 게을리 하거나 삶의 패턴이 단순하거나 사회성이 부족한 것도 뇌 건강에 좋지 않다. 잠을 제대로 못 자거나 수면제를 장기간 먹는 것도 영향을 준다. 두통이나 편두통이 심한 것도 뇌 건강에 좋지 않을 수 있으며, 진통제를 남용해도 머리에 베타아밀로이드가 잘 쌓이게 된다.

고민이나 불안 같은 정신적 스트레스는 물론 술이나 독소에 의한 산화적 스트레스도 뇌를 힘들게 한다. 머리를 자주 다치거나 충

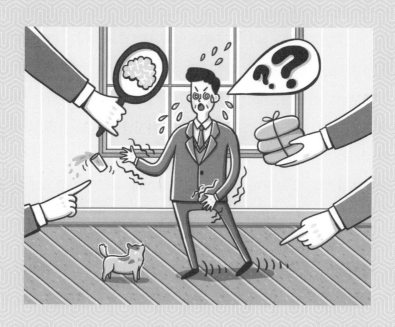

격이 누적되는 것도 좋지 않다. 과체중, 당뇨, 고지혈증, 고혈압 등은 심혈관계 질병을 잘 발생시킬 뿐만 아니라, 치매 특히 혈관성 치매의 원인이 되기도 한다. 과음, 흡연, 연탄가스 중독, 잦은 저혈당 쇼크, 패혈증 등 여러 가지 이유로 뇌가 충격을 받는 것도 뇌 건강에 좋지 않다. 또한 지나친 스트레스도 나쁘지만 아무 생각 없이 넋 놓고 사는 것도 나쁘다.

뇌 건강을 위해서는 H회장처럼 일찍 치료를 시작하는 것이 좋다. 뇌세포 재활 치료를 오히려 조금 더 일찍 시작했으면 좋았겠지만 대부분의 사람들은 증상이 없으면 예방 치료를 시작할 생각은 하지 못한다. 모든 질병에 조기 치료가 중요하지만 특히 뇌 건강은 치료 시기가 더욱 중요하므로 빨리 치료를 시작하는 것이 좋다. 또한 조기 치료보다 더 중요한 것은 예방 치료이다. H회장처럼 뇌세포 재활로 예방 치료를 할 수 있지만 뇌가 빨리 나빠지지 않게 하는 예방적인 노력도 필요하다.

열심히 운동하고 바지런하며, 다양한 활동이나 활발한 사회생활이 필요하고, 잘 자고 잘 먹는 것도 중요하다. 술과 담배 같이 뇌를 못 살게 구는 것을 피하고, 물리적 충격도 피해야 한다. 교통사고나 낙상을 당했다면 회복하더라도 어혈과 뇌의 미세 손상에 대한 치료를 받는 것이 좋다. 자주 스스로를 들여다보는 자기반성이나 묵상도 치매 예방에 도움이 될 뿐만 아니라 이기적이고 자기중심적인 나쁜 뇌 구조를 좋은 뇌 구조로 바꿀 수 있다.

최근 진단 기법의 발달로 인해 치매의 바로 전 단계인 경도인지장애 기간에 치매로 진행되는 근거를 찾아내어 조기 치료를 시작하면서 치매 치료에 큰 희망을 주고 있다. 아쉬운 것은 치매가 시작되는 시점에 이미 60퍼센트(이해를 돕기 위한 수치) 정도의 뇌세포가 소실되었고 40퍼센트 정도만 남아 있는 상태라는 것이다. 살아 있는 뇌세포마저도 베타아밀로이드와 타우단백 찌꺼기 등으로 활력이 많이 떨어져 있다. 이로 인해 정상 상태에 비해 뇌기능이 10퍼센트 정도 더 떨어진다. 이처럼 70퍼센트의 뇌기능이 떨어질 때까지 치매 증상이 나타나지 않을 수도 있다. 물론 중요한 뇌 부분이 손상되면서 일찍 치매가 되는 경우도 있다.

결국 조기에 발견한다 해도 이미 뇌가 많이 부서진 이후이다. 그러니 조기 진단으로 치료를 시작한다는 것도 뇌세포 재활이라는 관점으로 보면 늦은 것이다. 치매 예방 치료는 빠를수록 좋다. 치매 예방을 위한 생활습관 관리도 중요하지만 낡은 집을 수리하듯 정기적으로 치매 예방 치료를 하는 것이 적극적인 예방이다.

사실 '예방 치료'라는 말은 없다. 병이 생기기 전의 '예방'과 병이 생긴 후의 '치료'가 있을 뿐이다. 하지만 알츠하이머 치매의 경우 초기에 발견되어도 전체 7단계 중 4단계에 해당된다. 이 말은 1~3단계를 치매로 여기지 않지만 뇌세포가 약해지고 부서져가는 관점으로 보면 이미 병이라는 것이다. 뇌세포가 약해지고 부서져가는 것을 치료하는 것이므로 예방 치료도 치료이다. 이렇게 치료하는 것이 치매를 예방하는 것이기도 하여 예방 치료라는 말을 사용했다.

환자의 자존심을
세워주는 것도 치료이다

"우리 어머니 좀 고쳐주세요!"

모 대학병원에서 알츠하이머 치매 확진을 받았다며 잘생긴 40
대 중반의 부부가 진료실로 들어서면서 다급하게 하는 소리였다. 대
체로 딸이 친정 부모의 치매 치료를 위해 모셔오는 경우는 많아도
며느리나 아들이 모시고 오는 경우는 극히 드문 일이었다. 인물도
훤칠하고 고왔지만 남다른 효성과 인품에 마음이 끌렸다.

어머님이 혼자 사신 지 오래되었는데 아파트 몇 층에 당신 집이
있는지 헷갈려서 수도 없이 오르락내리락하다가 경비원의 도움으로
집을 찾은 경우가 여러 번 있었다고 한다. 최근에는 밖으로 거의 나
가지 않고 주로 집에만 계셔서 자주 전화를 드리는데도 오히려 전화

를 안 한다고 역정을 내거나 평소와 달리 사리에 맞지 않고 얼토당
토않은 말씀을 자주 하셨다. 결국 치매 정밀검사 후 치매 확진을 받
았다.

안타깝게도 어머님은 의사의 진단을 인정하지 않았다. 스스로
치매가 아니라고 극구 부인하며 '치매'라는 말만 들어도 역정을 냈다.
효심이 깊은 부부는 어머님께 절대로 치매라는 말을 하지 말고 몸이
허해서 보약을 드셔야 한다고 이야기해달라며 신신당부를 했다.

사실 어제까지는 치매가 아니었는데 오늘부터 치매가 되는 것
은 아니다. 치매는 뇌가 오랜 세월에 걸쳐 나빠진 결과물이다. 정도
가 지나치게 나빠지면 치매라고 하지만 뚜렷한 경계가 있는 것은 아
니다. 진단 기준을 바꾸면 멀쩡한 사람도 치매일 수 있고, 뇌가 빠른
속도로 나빠지고 있는 사람은 치매와 다를 바 없다. 정도의 차이만
있을 뿐이다. 집을 못 찾거나 대소변을 실례하고 정신이 나가야만
치매인 것은 아니다.

중기나 말기 증상과 달리 치매 초기에는 주로 기억력 장애와 다
른 인지기능이 떨어져 제 구실을 제대로 못하는 정도이다. 즉 회사
생활이 힘들어지거나 친구들과 어울리기 힘들어지거나 여러 방면으
로 굼뜬 상태도 치매라고 볼 수 있다.

치매 초기에는 자신이 중기, 말기 치매에서 보이는 치매의 부정
적인 면과 확연히 다르다고 판단하거나 치매에 대한 막연한 두려움
으로 자신이 치매 환자라는 사실을 극구 부인하고 화를 내는 경우가
많은데, 그럴 때는 유연하게 대처할 필요가 있다. 인지기능은 상당

히 떨어져 있어도 자존감은 그대로인 경우가 많아서 주의해야 한다. 말기 치매가 아닌 이상 감정까지 잃어버린 것은 아니기 때문이다. 또한 감정이 단순하여 좋고 싫음으로 반응하며, 제어능력이 약해 흥분도 잘한다. 인지 능력이 떨어져서 어린아이 같은 행동을 하더라도 절대 자존심을 상하게 하는 말이나 행동을 해서는 안 된다. 환자의 자존심을 지켜주며 치매를 예방하기 위한 치료라고 설득하면 대부분 받아들인다.

잠시 뒤 진료실로 모셔온 어머님은 70대 후반인데도 자태가 곱고 단정하며 고상한 분위기였다. 자신의 지적 수준이 높음을 적극적으로 과시하기 위해 영어를 많이 섞어서 이야기했지만 여러모로 어설퍼 보였다. 간단한 진찰과 기본적인 검사를 하고 나서 어머님이 머리가 참 좋다고 칭찬해드리고 이런 좋은 머리를 오래 유지하려면 뇌 보약이 필요하다고 설득했다. 다행히 치매가 아니라고 자존심을 세워드리니 열심히 드시겠다고 약속했다.

치매 초기에는 많이 진행이 된 중기, 말기에 비해 재활 치료의 대상이 될 '활력 떨어진 뇌세포'가 아직 많이 남아 있다. 물론 남아 있는 뇌세포조차 치매 이전보다는 세포 수도 부족하고 많이 취약한 상태여서 치료를 조금만 게을리 해도 금방 부서지고 악화될 가능성이 높다.

어머님께 지속적인 치료를 약속받고 치료에 들어갔다. 소음인의 경향이 많아 소화기를 따뜻하게 하는 약과 기를 보하는 인삼 같은 약재를 기본으로 하고, 텔로미어를 늘리는 것으로 알려진 황기를 포함하여 혈액순환을 개선하는 당귀와 뇌세포 재활에 도움이 되는 여러 가지 약재를 처방하였다.

약을 복용한 지 서너 달이 지난 후에는 환자의 상태가 많이 회복되어 전철을 갈아타고 서울에 사는 아들을 보러 갈 수 있을 정도로 좋아졌다. 현재 8개월째 복용 중인데 상당히 호전된 증세를 보이고 있다.

치매 치료를 받지 않으면 약 2년 전후로, 인지기능 개선제 치료를 받으면 3년쯤 지나면서 중기 치매가 되어 간병인의 도움을 받더라도 독거생활이 불가능해질 수 있다. 뇌세포 재활 치료는 빨리 시작할수록 인지개선 효과가 더 크고 치매 진행 속도도 더 느려져 삶의 질을 훨씬 오랫동안 유지할 수 있다. 따라서 치매 확진에 관계없이 뇌기능이 떨어지는 느낌이 들거나 증상이 있다면 당장 뇌세포 재활 치료를 시작하는 것이 좋다.

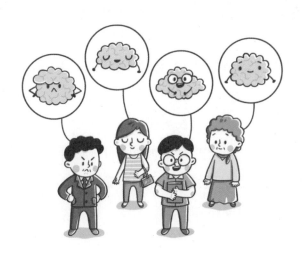

사고는
증상 악화로 이어진다

치매 환자에게는 크고 작은 사고가 자주 일어난다. 그중에서도 집을 찾아가지 못하는 것이 가장 큰 사고이다. 인지 능력이 온전하지 않은 상태에서 길을 잃고 자신의 이름이나 보호자의 연락처도 기억하지 못한다면 큰 문제가 될 수 있다.

지난 봄 어느 날, 경찰이 환갑을 앞두고 있는 N여사를 집으로 데리고 왔다. 남편도 모르는 사이에 집을 나섰던 것이다. 지금 사는 집이 낯설고 남의 집처럼 느껴져 당신 집으로 가야 한다며 길을 잃고 헤매는 것을 지나가던 사람이 이상하게 여겨 경찰에 신고했다. 다행히 작은 시골 마을이고 이미 경찰에 신고를 해놓은 터라 별 탈 없이 집으로 돌아올 수 있었다.

얼마 전 사회적으로도 크게 이슈가 된 사건이 있었다. 폐지 줍는 노인이 폭우 속에서 그대로 비를 맞고 있는 모습을 신문 기자가 포착하여 기사화했는데, 알고 보니 치매 증상으로 길을 잃어 전날 가족들로부터 실종신고가 들어온 노인이었다. 다행히 사진을 본 딸의 친구들이 가족에게 연락하여 마침내 가족의 품으로 돌아갈 수 있었지만 기자에 의해 사진이 찍히지 않았다면, 그 사진이 인터넷 포털 사이트에 뜨지 않았다면 어쩌면 오랫동안 가족을 찾지 못했을 수도 있다.

사진 한 장이 가져온 기적과 달리 많은 치매 환자들이 길을 잃거나 집을 찾지 못해 가족의 품으로 돌아가지 못하고 있다. 지난해 우리나라 치매 환자의 실종 신고는 9,869건에 달한다. 하루 평균 27명의 치매 환자가 실종되고 있는 것이다. 그로 인해 가족들은 불안해하며 지낼 수밖에 없다.

또한 부상을 입는 경우도 많다. 어딘가에 부딪쳐서 다치거나 골절상을 입기도 한다. 위험한 상황을 판단하지 못하고 제어 능력도 부족하고 균형감각도 떨어져 쉽게 넘어지기 때문이다.

종종 화재를 일으키는 경우도 있다. 자칫 대형사고로 이어질 수 있으므로 보호자 없이 화기 사용은 금해야 한다. 또 옆에서 챙겨주지 않으면 기억이 나지 않아 약을 여러 번 먹을 수도 있다. 혈압 약을 계속 먹어 혈압이 많이 떨어지거나 특히 당뇨 약을 과하게 복용하면 저혈당 쇼크로 위험해질 수도 있으므로 주의해야 한다.

N여사는 50대 초반에 치매가 되었다. 얼핏 보면 건강한 사람처

럼 말도 잘하고 때로는 재미있는 이야기도 들려주지만 기억력이 많이 떨어져서 조금 전에 한 일도 금세 잊어버리고, 판단력이나 집중력이 요구되는 일을 잘 하지 못하며, 계산도 제대로 할 줄 모른다. 최근 4년여 동안 뇌세포 재활 치료약을 복용하면서 잘 버텨왔는데, 지난겨울을 보내면서 많이 악화된 것이다.

봄이 되면서 조금씩 회복되었지만 이상한 사람이 보인다는 '환시'가 생기고, 밤이 되면 마음의 동요가 더 심해지고 불안해하는 '일몰 증상'과 지금 있는 곳이 자신이 모르는 곳이며 빨리 자신의 집으로 돌아가야 한다고 주장하는 '집으로 증후군'도 나타나기 시작했다. 가끔씩 남편조차 자신이 모르는 낯선 사람으로 혼동할 때도 있다. 얼마 전에는 잠시 다른 일을 하는 동안 혼자 대문 밖으로 나가 넘어지면서 골절상을 입기도 했다.

평소 남들 눈에는 멀쩡한 사람으로 보일 때가 많다. 하지만 사소한 자극에도 완전히 다른 사람처럼 돌변한다. 치매 환자이기도 하지만 성장 과정에서 가족과 떨어져 산 충격이 컸던 때문인지, 특히 남편에 대한 집착이 심해서 조금만 서운한 소리를 듣거나 남편이 보이지 않으면 금방 뒤집어지곤 한다. 요양원은커녕 일 때문에 잠시라도 떨어져 있어야 하면 안절부절 못하고 소리를 지르며 울고불고 난리를 쳐서 항상 같이 있어야 한다.

최근에는 남편이 혼자 힘으로 감당하기 힘들고 지쳐서 자신도 모르게 깊은 잠에 들었다가 새벽에 깼는데, 부인이 보이지 않아 나가보니 정신을 잃고 마당에 쓰러져 있었다고 한다. 급히 병원으로

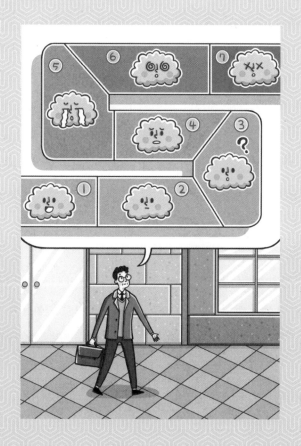

옮겨 뇌출혈 감압수술을 받아야 했다. 이후 환자의 남편은 한시도 아내에게서 눈을 뗄 수 없었다.

이렇듯 치매 환자는 사고를 당하지 않게 주의를 기울여야 한다. 평소 이름과 연락처를 새긴 팔찌나 목걸이를 해주거나 옷에 바느질을 해주어야 한다. 가족이나 간병인이 잠시라도 한눈을 팔면 바로 사고로 이어질 수 있으므로 미리미리 예방해야 한다.

치매 환자는 넘어지거나 떨어져 골절 같은 상처를 입기 쉽다. 골절 등으로 큰 수술을 하고 나면 인지기능이 많이 나빠지는 경우도 있다. 수술은 선택사항이 아니고 필수사항이므로 사고를 예방하는 것이 중요하다. 침대 높이를 낮추고 쉽게 미끄러지지 않게 화장실 바닥이나 집안 구조에 신경을 쓰고, 이상 행동을 하거나 화재를 일으키지 않도록 주의를 기울여야 한다.

대부분의 치매 환자는 수술을 받고 난 직후에 후유증이나 사고 자체로도 증상이 많이 악화된다. 특히 이 환자처럼 출혈량이 많으면 뇌출혈로 치매가 악화되고 뇌전증이 생길 수도 있다. 환경이 바뀌거나 감당하기 힘든 스트레스를 받아도 치매가 급격히 악화된다. 하지만 악화되었다고 포기하면 점점 더 심해질 뿐이다. 사고나 수술로 인해 치매 증상이 악화되더라도 포기하지 않고 적극적으로 치료를 받으면 수술 전 상태까지 회복할 수도 있다.

심한 불면은
반드시 치료해야 한다

누구에게나 잠은 필요하다. 피로회복을 위해서도, 산화물질이나 노폐물을 제거하여 뇌를 보호하기 위해서도, 기억을 오래 저장하기 위해서도 잠은 꼭 필요하다. 잠은 신체 리듬과 균형을 유지하는 데에도 중요한 요소지만 무엇보다 불면이 지속되면 치매 발생 가능성이 커진다. 또 반대로 치매 환자에게 불면이 잘 생기기도 한다.

잠이 부족하면 치매의 원인 물질 중 하나인 베타아밀로이드가 증가하고, 베타아밀로이드가 증가하면 불면이 심해지므로 악순환이 반복되는 것이다. 외부에서 자극이 쏟아질 때 그것을 받아들일지를 결정하고 어느 쪽으로 보낼지를 결정하는 뇌의 망상활성계나 알츠하이머 치매가 시작되는 부위인 기저전뇌 등이 나빠져도 수면 장애가 생기고, 일부 신경안정제를 장기간 복용하면 치매 발생 가능성이 높아진다는 연구 결과도 있다.

잠은 크게 눈동자가 움직이는 렘수면(REM Sleep; Rapid Eye Movement Sleep)과 그렇지 않은 비렘수면으로 구분할 수 있다. 안구 운동이 일어난다는 것은 뇌 활동이 상당히 일어나고 있음을 시사하며, 대부분의 꿈은 렘수면 상태에서 이루어진다.

잠이 들면 렘수면을 지나 비렘수면에 들어가는데, 하나의 수면 주기는 약 90분에서 110분 정도이다. 7~8시간을 자는 성인의 경우 자는 동안 4~6회 정도 렘수면과 비렘수면을 반복하며, 수면 주기가 반복될수록 깊은 단계의 비렘수면이 줄어들고 얕은 렘수면이 길어진다.

나이 들수록 뇌가 이완되지 못해 쉽게 잠들지 못하는 경우가 많다. 비렘수면이 얕아지고 짧아지면서 수면의 질도 나빠진다. 렘수면도 더욱 얕아지고 짧아져 잠에서 쉽게 깨어난다. 이런 이유로 다시 잠들기까지 오래 걸리고 잠들기도 쉽지 않다.

L여사는 매일 저녁 수면유도제를 먹는다. 약을 먹지 않으면 잠을 잘 수가 없다. 신경이 예민한 편인데다 이런저런 일들로 신경을 쓰면서 불면이 시작되었다. 점점 약발이 떨어져 이 약 저 약으로 바꾸기도 하고, 신경안정제나 우울증 약을 복용하기도 했다. 지난 15

년간 단 하루도 약을 먹지 않고 잠든 적이 없다고 한다. 그마저도 숙면을 취하지 못하고 겨우 얕은 잠만 자는 정도여서 아침이면 수면 부족으로 항상 피곤하고 머리가 무거웠다. 낮잠이라도 자고 싶지만 졸리고 피곤하기만 하지 깊이 잠들지는 못했다. 약 없이 제대로 잠을 푹 자보는 것이 가장 큰 소원이라는 말에 마음이 아팠다.

보통 체구인 60대 후반의 L여사는 심한 불면증으로 고생하는 것 이외에도 건망증이 심하고 머리가 무겁고 맑지 못하며 나른하고 피곤하여 기분이 우울한 상태였다. 각종 검사를 받아봤지만 특별한 질병이 발견되지는 않았다고 했다.

이 환자의 경우 불면의 원인을 뇌의 미세 손상으로 보고 치매 환자처럼 뇌세포 재활 치료를 시작했다. 골수를 보하기 위해 숙지황, 산약 등과 뇌의 과흥분을 줄여주는 생지황, 황련 등이 첨가된 뇌세포 재활 치료약을 처방했다. 처음 약을 먹기 시작하고 한 달 동안은 이유 없이 자주 깨기도 하고, 소변이 자주 마렵거나 온몸이 쑤시거나 두통으로 잠이 깨는 경우도 있었지만 정도가 심하지 않아 참고 견디니 다행히 증상이 사라지고 개운해졌다고 한다.

L여사는 뇌세포 재활 치료를 시작하고 불면증이 점점 좋아지면서 한 달 만에 기존에 먹던 수면제를 완전히 끊을 수 있었다. 15년간 약에 의존해서 잠을 자야 했는데 이제 약 없이도 스스로 잠들 수 있게 된 것이다. 6개월간 치료를 계속 받은 후에는 불면이 완전히 사라졌을 뿐 아니라 기억력도 좋아지고 기분도 좋아지고 피곤함은 줄어들고 우울증도 사라져 생활에 활력이 생겼다며 기뻐했다.

치료가 끝난 지 8개월이 지났지만 여전히 잠도 잘 자고 완전히 다른 사람이 된 것처럼 활기차게 생활하고 있다. 불면이 심한 경우 불면 치료뿐만 아니라 치매 예방을 위해서도 뇌세포 재활 치료를 받는 것이 도움이 된다.

우울증도
뇌 건강의 문제이다

우울증은 기분을 한없이 바닥으로 떨어뜨리고 인지기능도 떨어뜨리며 신체생리를 변화시킨다. 기분이 변하면 우울하거나 의욕이 사라지거나 불안하고 초조해지는 경우가 많다. 인지 능력이 약해지면서 비관적인 생각이 들고 자살 충동을 느끼거나 죄책감이 들기도 하고 망상이 들거나 여러 가지 인지 장애가 오기도 한다. 신체생리가 바뀌면서 수면 장애가 생기거나 식욕이 변하여 체중 변화도 오고 다른 여러 가지 신체 증상으로 표현되기도 한다.

우울증은 마치 감기처럼 누구나 걸릴 수 있다. 흔히 우울증의 요인을 환자의 나약함이나 의지 부족, 부정적인 사고 등으로 여기는 경우가 많은데, 우울증은 단순히 나약함이나 의지 문제가 아니다.

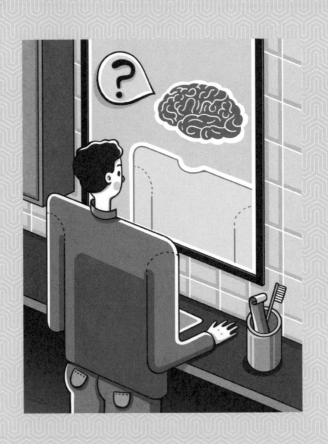

우울증의 생물학적인 원인 중 하나로 세로토닌이라는 신경전달물질의 감소를 들 수 있다. 세로토닌이 부족하면 신경이 예민해지고 날카로워지며, 감정의 기복이 심해지기도 한다. 우울증을 의지 문제로 치부하여 가족으로부터 이해받지 못하거나 제대로 치료하지 않으면 점점 더 심해져 심각한 상황에 처할 수 있으니 반드시 치료받기를 권한다.

대표적인 치료제는 시냅스(축삭과 주로 수상돌기 사이의 자극을 전달하는 공간)에서 세로토닌이 축삭(자극을 전달하는 신경전달물질을 분비하는 신경섬유)의 말단으로 재흡수되는 것을 막는 것이다. 흡수되지 않은 세로토닌이 시냅스 내에 많이 남고, 이렇게 남은 세로토닌이 주로 수상돌기(자극을 받아들이는 신경섬유)로 계속 자극을 전달하여 신경흥분을 유지시키면 우울증이 없어지게 된다.

반면에 한의학에서는 우울증을 한의학적인 감별 진단을 통하여 치료한다. 기氣가 허해서 오는 기허증氣虛證이 많아 기를 보하는 보기補氣를 많이 한다. 이외에도 보혈補血, 보양補陽, 보음補陰, 보신補腎, 거어祛瘀(어혈 제거), 거담祛痰(담을 제거) 등 치료 방법이 다양하다.

K대표는 우울증으로 고생하고 있다. 우울증이 점점 심해지면서 3년 전부터는 아예 손을 놓고 있는 형편이다. 최근에는 약도 잘 듣지 않는 것 같고 몸도 많이 수척해져서 한약으로 치료하기 위해 부인이 모시고 왔다.

환자는 조금 큰 키에 마른편이고 잘 생긴 얼굴이었지만 검은 빛이 돌고 맑지 못했다. 눈에는 총기와 초점이 없고 집중력도 약해 진찰 자체를 귀찮아하는 표정이었다. 기분이 우울하고 의욕이 없고 수면 장애로 잠을 못 자니 늘 피곤할 수밖에 없었다. 예전에 비해 많이 둔해지고 무능력해지고 삶에 대한 애착도 없고 거의 정신을 놓고 살고 있다며 부인이 하소연했다. 최근에는 머리가 아프다며 하루 종일 누워 지내는 경우가 많아서 검사를 받았으나 별다른 이상이 없었다고 한다.

K대표가 앓고 있는 우울증의 원인을 어떻게 보는가가 중요했다. 세로토닌을 생산하는 뇌세포를 비롯하여 많은 뇌세포가 경도인지장애처럼 활성이 떨어졌다고 보고 뇌세포의 재활 치료를 목표로 삼았다. 여기에 보기補氣와 보혈補血 그리고 거어祛瘀와 거담祛痰 치료를 겸했다.

치료를 시작한 지 한 달 후 진료를 받으러 다시 병원을 찾은 환자의 얼굴이 좋아보였다. 낯빛이 달라지고 표정도 밝아졌다. 약을 먹으면서 식욕이 살아나고 잠도 잘 자게 되니 활력이 회복된 것이다. 물론 우울한 기분도 줄어들기 시작했다. 6개월 치료로 거의 회복이 되었지만 재발에 대한 불안감에 1년 정도 치료를 받았고, 치료 종료 후 2년이 지난 지금까지 재발되지 않고 잘 지내고 있다. 우울증 치료를 뇌세포의 재활 치료 방법으로 접근한 것이 주효했던 경우이다.

2장

예방의학이
중요한 이유

치매는 먼 훗날의
문제가 아니다

대부분의 뇌세포는 비슷한 수명을 타고 태어나는데, 만일 모든 뇌세포가 똑같이 영향을 받는다면 나이 들어 어느 순간 거의 동시에 뇌의 수명이 다할 것이다. 그렇게 되면 멀쩡하게 살던 사람이 어느 날 갑자기 치매가 되거나 식물인간이 되거나 생명이 중단될 수도 있다. 하지만 다행히 각각의 뇌세포는 사용 빈도나 혈액의 공급, 독작용, 회복 능력 등에 따라 수명에 차이가 있다.

단련하는 정도에 따라서는 성능 좋은 뇌세포로 변하여 좀 더 오래 사용할 수 있는가 하면, 너무 과하게 사용하여 뇌세포의 수명이 짧아지기도 한다. 반면에 사용하지 않아 성능이 떨어지거나 무용지물이 되고 일찍 폐기 처분되는 경우도 있다.

L씨는 아버지가 치매라는 사실을 선뜻 받아들이지 못했다. 본인이 알고 있는 상식과 맞지 않는 부분이 많기 때문이다. 잘 잊어버리기는 하지만 80세쯤이면 누구나 기억력이 그 정도로 나빠지지 않을까 하는 생각이 들었다. 할아버지와 할머니는 노환으로 돌아가셨고 아버지 형제도 모두 건강하게 살아 계시는데다 가까운 친척 중에 치매를 앓는 사람이 없으니 유전은 아닌 것 같고, 어머니가 도와주지 않아도 혼자서 일상생활을 잘하고 계시는데 노환을 치매로 잘못 진단한 것이 아닌가 하는 의심이 들었다.

흔히 볼 수 있는 치매에 대한 오해들이다. 이런 오해로 인해 병원을 찾는 시기와 치매 진단이 늦어지고 치료 시기를 놓쳐 중기나 말기가 되면 결국 치매가 불치병이라는 인식이 쌓이게 된다. 치매를 불치병이라고 생각하지만 치매는 치료를 받아야하는 질병이다. 치료로 증상이 조금 호전되고 치매의 진행을 조금 늦출 수 있다. 때로는 잠을 자지 않거나 망상, 환각으로 간병하기가 힘들거나 환자 자신의 고통도 심하다. 이런 신경정신적인 문제와 이상행동에 대한 치료로 환자와 간병인의 고통을 줄이는 것도 중요하다.

치매에 대한 대표적인 오해는 '치매에 걸린다'는 표현이다. 대부분의 치매는 어느 날 갑자기 걸리는 것이 아니라 오랜 시간을 두고 점점 치매로 변해간다. 이런 이유로 예방하거나 치료해야 하는 기간이 길지만 이렇게 변해가는 과정 동안 특별한 증상이 나타나지 않는 경우가 많아서 대부분 대책 없이 지내다가 중증 치매 환자가 되고 만다.

많은 사람들이 치매는 유전병이고 우리 집안에 치매 환자가 없으므로 나하고는 상관없는 병으로 알고 있는 경우가 많다. 하지만 혈관 치매나 기타 치매의 대부분은 잘못된 생활습관과 관련이 많고 오히려 유전과는 거리가 멀다. 비교적 유전적인 경향이 많은 알츠하이머 치매도 유전병이라고 볼 수 있는 경우는 약 2퍼센트 정도에 불과하며 대부분 65세 이전에 발병하는 초로성 알츠하이머 치매로 진행도 빠르다.

아무런 유전적 요인이 없어도 치매가 되는 경우가 많다. 치매가 된 환자의 1~2퍼센트는 유전질환으로 65세 이전에 발병하는 초로성 알츠하이머 치매가 되기 쉬우며 진행도 빠르다. 약 20퍼센트는 유전적 요인이 있지만 65세 이후에 발병이 증가한다. 약 20퍼센트는 검사로 확인이 잘 안되지만 유전적인 영향이 있을 것으로 추정된다. 반면에 약 60퍼센트 가까이는 전혀 유전적인 문제가 없어도 발병한다. 치매는 유전적인 요인도 중요하지만 생활습관이 더 중요하다. 마치 우수한 A급 타이어로 만들어졌어도 험한 비포장도로를 많이 달리면 B급, C급 타이어보다 못하게 되는 것과 마찬가지이다. 치매는 결국 유전적 요인과 잘못된 생활습관, 환경적 요인이 결합되어 발생한다.

또 다른 오해는 치매가 지금 현재가 아닌 먼 훗날의 문제라는 생각이다. 아주 먼 훗날의 일이라고 생각하며 폭음, 흡연 등을 계속하면 치매는 빨리 오게 된다. 하루하루를 살아온 족적이 누적되어 치매가 되기도 하고 반대로 똘똘하게 살 수도 있다. 오늘 비포장도로로 험하게 달려가고 있는지, 잘 포장된 도로로 안전하게 가고 있는지가 내일 전혀 다른 결과로 나타날 수 있기 때문에 치매는 먼 훗날이 아닌 바로 오늘의 문제이다.

늦어도 40대 중반부터는 치매 예방을 시작해야 한다. 한창 나이인 40~50대에 무슨 치매 걱정을 하느냐고 생각할 수 있지만 결코 그렇지 않다. 뇌는 매일매일 조금씩 나빠진다. 평균수명이 늘어난 초고령화시대에 누구도 치매를 피할 수 없는 이유이다. 젊었을 때부터 뇌를 가꾸는 것이 중요하고, 치매의 경고 증상이 나타나기 시작하면 뇌가 보내는 신호를 놓치지 않아야 한다.

치매는 벽에다 똥칠하는 병으로 아는 사람도 있다. 물론 틀린 말은 아니다. 하지만 대소변을 가리지 못하는 것은 치매 말기에서 나타는 증상이지 초기부터 나타나는 증상은 아니다. 나이 들어 기억력을 비롯한 여러 가지 인지기능이 나빠지는 것을 나이 탓이나 노환으로 생각하지만 이럴 때 이미 치매가 시작되었을 가능성이 높다. 이처럼 치매는 초기에 모르고 지내는 경우가 많다. 초기 치매는 머리가 제대로 돌아가지 않는 상태로 기억력이 많이 나빠지고 사회생활이나 직장생활에서 제대로 처신할 능력이 떨어지는 시점부터이다. 불안해 보이지만 혼자서 지낼 수도 있어 치매로 인식되지 못하는 경우가 많다.

초기에 발견한다고 해도 뇌 속은 겉과 달리 이미 뇌가 많이 변한 상태이다. 이해를 돕기 위해 임의의 수치로 표현하면 이런 초기 치매도 겉으로 나타나는 기억력은 약 40퍼센트 정도 감소한 상태지만 뇌 속의 변화는 훨씬 심각하다. 뇌기능의 70퍼센트가 없어진 상태로 이미 60퍼센트의 뇌세포는 소실된 상태다.

이런 이유로 치매를 조기에 발견하는 것도 중요하지만 더 중요한 것은 치매가 되기 훨씬 전부터 뇌가 조금씩 부서져왔다는 것을 알아야 한다. 부서진 세포는 되돌릴 수 없으며 누적되면 치매가 된다. 이렇게 치매는 어느 날 갑자기 걸리는 것이 아니고 오랜 세월에 걸쳐 서서히 치매로 변해온 것이다.

대부분의 사람은 건망증이 치매와 관련이 없다고 생각하는데, 치매로 변해가는 최초의 징조로 받아들여야 한다. 건망증이 잦아질 때는 이미 상당한 뇌세포가 소실되었을 뿐 아니라 기능이 떨어진 세포가 많다. 뇌기능이 조금씩 떨어지면서 나타나는 증상이 바로 건망증이다. 이런 내용을 알고 미리 대비하고 치료하면 치매는 불치병이 아니라 충분히 이길 수 있는 질병이다.

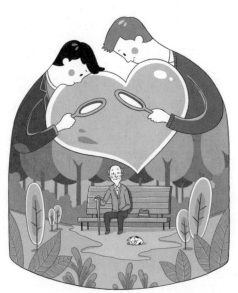

치매가 두렵다고
피할 수는 없다

45세에 미혼인 P씨는 오빠와 언니 대신 치매 환자인 90대 홀어머니를 모시고 사는데, 어머니가 망상이 심해서 마치 귀신이 들린 것처럼 갑자기 돌변할 때가 있다. 돌아가신 아버지가 집에 나쁜 사람이 들어와 있으니 빨리 쫓아내라고 하신다며 진료 도중에 집에 가겠다고 난리를 치기도 하고, 어린 시절 도둑이 들었던 일이 있었는데 그 기억 속에 한 번 갇히면 쉽게 헤어 나오지 못한다. 그럴 땐 감당하기 힘들 정도로 힘이 세지고 말도 통하지 않는다. 그런 어머니를 보면서 자신의 미래도 이런 모습일까 생각하면 몸서리가 쳐진다는 말에 안타까운 마음이 들었다.

사람들이 그토록 두려워하는 치매는 65세가 지나면 발병률이 높아지기 시작한다. 대체로 5년마다 발병률이 두 배씩 증가하는데, 여자는 75세가 넘으면서 발병률이 가파르게 증가하고 남자는 80세가 넘으면서 발병률이 빠르게 증가하는 경향을 보이고 있다. 지금 현재 85세 이상 노인 인구 세 명 중 한 명이 치매지만, 수명이 늘어나면서 두 명 중 한 명으로 치매 환자가 늘고 있는 실정이다.

이러한 통계에서 볼 수 있듯이 우리는 누구나 치매로부터 자유롭지 못하다. 더구나 백세시대를 살고 있는 현대인은 길든 짧든 치매가 될 가능성이 높다. 치매에 걸렸어도 6개월 이하로 앓다가 세상을 떠나면 그냥 노환이라고 인식하지만, 노환 치료를 받아 수명이 길어지면 치매로 받아들여지므로 백세시대에는 노환으로 운명할 가능성보다 치매를 앓다가 운명할 가능성이 더 높다.

엄밀히 말하면 뇌의 노화는 태어나면서부터 이미 시작된다. 젊은 시절 과음, 흡연, 머리의 물리적인 충격, 과도한 게임, 생활리듬의 파괴, 과도한 스트레스, 과식 등으로 뇌를 혹사시키면 눈에 보이지 않더라도 뇌가 일찍 병들기 시작한다. 남들보다 빨리 뇌의 재산을 탕진하게 되는 것이다.

건강하고 정상적인 40~50대 가운데 약 80퍼센트는 이미 치매를 향해 가고 있다고 보아야 한다. 그러니 늦어도 40대부터는 치매 예방에 관심을 갖고 예방 치료 프로그램을 적극적으로 실천하는 것이 좋다. 건강을 지키려고 예방주사를 맞는 것처럼 누구나 반드시 해야만 하는 일이다. 나이와 상관없이 치매가 시작된다 싶으면 바로 예방 치료에 들어가야 하고, 그렇지 않더라도 생활습관을 개선해야 한다.

치매는 자신이 지나온 과거의 시간뿐 아니라 자신의 남은 인생도 송두리째 앗아간다. 더구나 가족의 생활과 인생까지도 뒤흔드는 아주 지독하고 잔인한 질병이다. 그렇다고 너무 두려워할 필요는 없다. 병원에서 문제행동과 심리치료를 잘 받으면 간병하기가 훨씬 수월해질 수 있다.

하지만 삶의 질을 생각한다면 치매에 걸리지 않아야 하고 노환의 기간도 짧아야 한다. 그러려면 나 역시 치매로부터 자유롭지 못하다는 것을 일찍 자각하고, 습관을 바꾸고, 몸과 마음을 관리하고, 정기적으로 적극적인 예방 치료도 받아야 한다. 여러 가지 이유가 있겠지만 결국 뇌가 좋아졌기 때문에 수명도 길어진 것으로 볼 수 있다. 뇌가 좋아진 것처럼 뇌의 노화도 어떻게 관리하느냐에 따라서 충분히 늦출 수 있다.

늙지 않으려고 노력한다고 해서 늙지 않고, 치매에 걸리지 않으려고 노력한다고 해서 치매를 피할 수는 없다. 하지만 적극적으로 노력하면 신체 건강이나 뇌 건강을 오래 유지할 수 있다. 마치 자동차를 처음 샀을 때 험한 길로 다니지 않으려고 노력하고 조심스레 잘 관리하면 좀 더 오래 성능이 유지되듯이, 우리 뇌도 단련하고 가꾸기에 따라서 각각의 뇌세포를 더 오래 사용할 수 있고, 폐기처분의 시기를 늦출 수 있다. 즉 치매가 늦게 오도록 할 수 있다는 말이다.

그렇다고 오로지 건강만을 생각하며 치매에 걸리지 않으려 재미없는 삶을 살 수는 없다. 다만 인생을 즐기되 뇌 건강에 관심을 가지고 예방하는 습관이 필요하다는 것이다. 일찍 시작한다면 일상생활에서 치매 예방에 조금만 투자를 해도 큰 효과를 볼 수 있다.

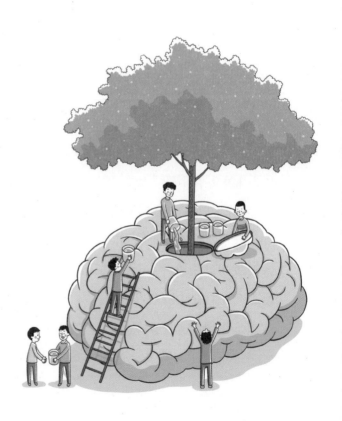

뇌의 노화 속도는
점점 빨라진다

　건강한 뇌도 나이와 더불어 약해진다. 같은 조건을 타고났어도 어떤 사람은 신체 나이보다 많이 나빠져 있고 또 어떤 사람은 반대로 젊은 뇌를 유지하고 있다. 젊은 뇌를 오래 유지하려면 뇌의 노화를 최대한 늦춰야 한다.

　치매가 되기 바로 전 단계를 경도인지장애라 하고, 경도인지장애의 전 단계를 '임상적 정상'이라 한다. 임상적 정상은 치매로 향하는 뇌의 변화가 일어나고 있어도 겉으로 나타나는 증상이 뚜렷하지 않고 검사로 병이 든 근거를 찾을 수 없는 경우를 말한다. 진단 결과가 정상이라는 말과 같다. 하지만 그렇다고 뇌의 변화가 없다는 것은 아니다. 이런 변화가 곧바로 치매로 이어지지는 않기 때문에 대부분의 사람은 변화의 심각성을 깨닫지 못한다. 또한 이 정도의 변화로는 직장이나 사회생활에 지장을 주지 않으므로 당장 큰 문제가 되지 않는다. 돌멩이를 멀리 던지면 날아가면서 지구의 중력에 의해 점점 빨리 떨어진다. 우리의 기억이 떨어지는 것도 처음에는 표가 잘 나지 않지만 치매가 되면 나빠지는 속도가 돌멩이가 땅에 떨어지듯이 가속도가 붙어 점점 빨라진다. 기억이 떨어지는 정도를 객관적으로 측정하여 수치로 밝힐 수는 없지만 이해를 돕기 위해 임의의 숫자를 사용하여 설명하면 다음과 같다.

70세 초반에 치매에 걸려 80대 초중반에 운명한 사람의 경우를 보자. 60대 중반쯤 기억력이 약 10퍼센트 정도 떨어졌다. 이때까지를 정상(임상적 정상)이라 하고, 이 시점부터 조금씩 계속 나빠져 70대 초반에 기억력이 40퍼센트 정도 떨어질 때까지의 기간을 경도인지장애, 이후 기억력이 점점 더 빨리 떨어지는 기간을 치매라 한다.

치매가 시작되는 이 시점, 즉 기억력이 40퍼센트 정도 떨어졌을 때 뇌세포는 60퍼센트가 파괴되었고 나머지 세포도 대부분 병적인 상태로 뇌의 전체적인 역량은 70퍼센트 정도 소실된 상태이다. 이렇게 70퍼센트의 역량이 소실될 때까지는 여러 가지 뇌기능의 결핍이 나타나고 있음에도 치매라고 하지 않는다. 어느 정도 부서져도 치매 증상이 나타나지 않는 이 부분을 '뇌의 예비능'이라 한다. 치매로 진단될 때는 이미 예비능이 모두 소진될 정도로 뇌가 많이 손상되었다는 것이다.

60대 초중반 경도인지장애가 시작되는 시점에 기억력이 10퍼센트 떨어진 경우도 뇌세포는 이미 20퍼센트 정도 파괴되었고, 나머지 세포도 병적(세포 내 타우단백의 축적으로)인 상태이거나 베타아밀로이드라는 독성 단백질 찌꺼기에 시달림을 받는 상태이고, 건강한 뇌세포는 20퍼센트 정도에 불과하다. 이런 이유로 본인이 뇌가 약해졌음을 느끼는 주관적 경도인지장애가 되면 스스로 자꾸 깜빡거린다고 생각한다. 더 진행되면 주위 사람도 알게 될 정도로 기억이 나빠져 객관적 경도인지장애가 되는 것이다.

이 사람의 경우 정상으로 생각되는 50대 후반부터 뇌가 조금씩 나빠지는 경고음을 보냈지만 본인은 대수롭지 않게 받아들였다. 건망증이 증가하여 차를 어디에 주차해 두었는지 기억이 나지 않아 낭패를 보는 일이 잦아졌다. 사람이나 물건의 이름이 잘 떠오르지 않을 때도 많아졌고 대화를 나눌 때도 목적어를 빼고 얘기하는 경우가 많아 상대방이 말을 못 알아듣는 일도 자주 발생했다. 또한 평소보다 화를 잘 내기 시작해 배우자가 힘들어 했고, 여러 가지 사고력이나 사고의 내용이 빈약해져 친구들과 만나도 재미가 없고 점점 더 어울리는 일이 줄어들었다. 불면도 심해졌고 편두통이 자주 발생하거나 머리에 안개가 낀 듯 맑지 못한 날이 많아졌다. 늘 하던 일만 했지 새로운 변화는 거부했다.

이렇게 많은 경고음에도 변화에 대한 심각성을 조금도 느끼지 않고 지냈다. 다시 말하면 임상적으로 정상이었던 기간에도 이미 뇌세포가 상당히 소실되었거나 곧 부서질 상태로 많이 변해 있었지만 이를 알아채지 못하고 방치한 것이다.

치매 예방은
언제부터 해야 할까?

뇌는 수많은 세포로 구성되어 있고, 매일 사라지는 세포의 기능을 다른 세포가 대신하므로 단순하게 설명하기는 어렵다. 뇌는 30퍼센트만 골고루 온전하게 기능을 발휘해도 치매 정도의 뇌기능 저하가 나타나지 않을 수도 있다. 반대로 뚜렷한 증상이 나타나기 시작하면 뇌는 이미 많이 나빠진 것으로 보아야 하고, 남아 있는 뇌세포도 연식이 오래되어 수명이 짧고 기능도 빨리 약해진다. 표면적으로 드러나는 증상 중 세포 소실로 인해 나타나는 증상은 곧 다른 세포가 기능을 대신하기 때문에 일시적이거나 가벼운 증상으로 보일 수도 있지만 가볍게 넘겨서는 안 된다.

기억력이 떨어지는 것은 뇌가 나빠지기 때문이다. 뇌는 특별한 경우를 제외하곤 하루아침에 나빠지는 것이 아니다. 치매로 변해가는 과정 중 뇌 속에 나타나는 첫 번째 변화는 뇌세포 밖에 베타아밀로이드라는 독성 물질이 쌓이는 것이다. 독성 물질이 쌓이기 시작하는 시점은 40대 중반으로 추정된다. 베타아밀로이드 찌꺼기가 쌓이기 시작하는 시점과 쌓이는 속도는 사람마다 조금씩 다르다.

비슷한 연령대에 비해 찌꺼기가 늦게 쌓이기 시작하고 쌓이는 속도가 늦으면 치매가 늦게 생기거나 혹은 평생 치매가 되지 않을 수도 있는 반면에, 젊은 나이에 찌꺼기가 쌓이기 시작하고 쌓이는 속도가 빠르면 남들보다 일찍 치매가 시작될 수 있다. 이런 찌꺼기는 아마도 태어나면서부터 생기기 시작할 것으로 추정되지만 젊을 때는 찌꺼기가 생기는 양보다 제거할 수 있는 역량이 커서 40대 중반까지는 찌꺼기들이 자리를 잡지 못하는 것이다. 하지만 그 이후에는 나이 들면서 점점 빠른 속도로 더 많은 찌꺼기가 쌓이게 된다.

베타아밀로이드와 스트레스, 활성산소 등으로 뇌세포가 계속 시달림을 받으면 뇌세포 속에도 타우단백 등으로 구성된 찌꺼기가 만들어진다. 뇌세포 안에 찌꺼기가 많아지면 뇌세포의 기능이 나빠지고, 계속 진행되어 찌꺼기의 양이 넘치면 뇌세포는 파괴된다. 기능이 나빠진 뇌세포가 많아지고 부서지는 뇌세포도 늘어나면서 기억력이 점차 떨어지는 것이다. 기억력이 떨어져 일정 수준 이하로 나빠지면 치매가 된다.

79세에 알츠하이머 치매가 된 J여사에게 이런 뇌 변화를 적용해보면 45세부터 베타아밀로이드 찌꺼기가 뇌세포 바깥에 쌓이기 시작했고, 약 8년이 지난 53세부터 뇌세포 속에도 타우단백 등으로 뭉친 찌꺼기가 쌓이기 시작했고, 뇌세포 속에 찌꺼기가 약 8년쯤 쌓이던 61세 무렵부터 뇌세포가 부서지기 시작했고, 부서진 뇌세포가 9년 정도 누적된 70세경부터 현저히 기억력이 떨어지기 시작하는 경도인지장애가 시작되었으며, 기억력이 9년 정도 계속 떨어지면서 79세에 치매가 되었다고 추정할 수 있다.

이러한 변화로 볼 때 J여사가 치매 예방 노력을 시작해야 하는 이상적인 나이는 뇌세포 바깥에 베타아밀로이드가 쌓이기 시작하던 45세이다. 물론 40대 중반에 치매 예방 노력을 하는 사람은 많지 않다. 이론상으로 이미 부서진 뇌세포는 다시 재생되지 않기 때문에 부서지는 뇌세포가 많아지기 시작한 61세 이전에 예방 노력을 시작했다면 좋았을 것이다. 하지만 기억력이 떨어지는 느낌도 별로 없는데, 치매를 예방하는 노력을 하기는 역시나 쉽지 않다.

70세에 경도인지장애가 시작되어 기억력이 나빠지는 느낌이 들기 시작했을 때부터라도 예방 노력은 물론 예방 치료를 받았어야 했다. 늦어도 76세 객관적 경도인지장애가 나타나 같이 사는 가족들이 환자의 상태를 인식했을 때부터라도 적극적인 치매 예방 치료를 받았더라면 좋았을 것이다.

그러면 언제부터 예방적인 노력이 필요할까? 극단적으로 이야기하면 태어나면서부터이다. 하지만 약 20세까지 뇌가 성장하는 시기에는 뇌가 나빠지는 걸 걱정하기보다는 잘 먹고 열심히 공부하고 운동하여 뇌를 성장시키는 것이 더 중요하다.

20세 이후부터 뇌세포는 성숙하기도 하지만 조금씩 소실되기 시작한다. 20대부터 절도 있는 생활이 필요하다는 뜻이다. 40대 중반이 되면 머리에 뇌가 나빠지게 되는 원인 물질인 베타아밀로이드가 쌓이기 시작하므로 적극적인 예방 노력은 40대 중반부터 필요하다. 이때부터 예방 치료를 하는 것이 좋지만 늦어도 뇌세포가 의미 있게 부서지기 전에 시작하는 것이 좋다.

하지만 언제부터 뇌세포가 의미 있게 부서지기 시작하는지는 알 수 없다. 그러니 건망증이 증가하거나 기억력이 떨어지는 것을 느끼기 시작한다면 예방 치료를 시작하는 것이 좋다. 이런 증상이 생기는 것은 뇌세포도 이미 어느 정도 소실되었고 많은 뇌세포의 기능도 떨어졌다는 것을 의미하기 때문이다.

현실적으로 스스로 알아서 치료를 받는 것은 쉬운 일이 아니다. 가족이나 가까운 사람이 기억력이 나빠지는 걸 느낀다고 호소하면 뇌세포 재활 치료를 받게 하는 것이 좋다. 경도인지장애가 시작되었을 수 있고 많은 뇌세포가 이미 소실되었고 또 많은 뇌세포의 기능이 떨어져 있을 가능성이 높으며 치매가 멀리 있지 않을 수 있다. 좀 더 진행되어 기억력이나 다른 인지기능이 떨어져서 나타나는 증상을 보인다면 치매라는 진단에 연연하지 말고 뇌세포 재활 치료를 시작하는 것이 좋다.

물론 한창 혈기 넘치는 나이에 치매를 예방하자고 도 닦는 생활을 강요하기는 어렵다. 하지만 건망증이 잦아지면 치매 예방에 관심을 가져야 한다. 증상이 좀 더 심해져 기억이 자꾸 나빠지는 느낌

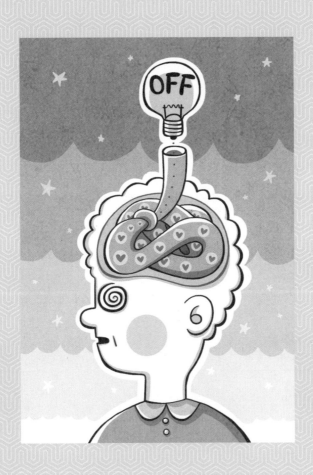

이 들면 적극적으로 치매 예방 치료를 하는 것이 좋다. 여러 방면으로 굼떠질 때는 치료를 고려해보아야 한다. 기억력이 굼뜨면 건망증이 증가하고, 공간 기억이 굼뜨면 길눈이 어두워지고, 수치나 경제적 개념이 굼뜨면 숫자나 전화번호를 외우기 힘들고, 언어력이 굼뜨면 단어나 사람 이름이 기억나지 않고, 운동 기능이 굼뜨면 행동이 굼뜨고, 감정이 굼뜨면 무감해지거나 참지 못하고 짜증이나 화가 증가한다. 기획 기능이 굼뜨면 일처리 능력이 떨어진다. 운전이 서툴러질 수도 있다.

예방 치료가 필요한 이유는 분명하다. 한의학적인 관점으로 볼 때 뇌세포가 재생은 되지 않더라도 재활은 가능하며, 재활이 가능하다면 치료약으로도, 예방약으로도 사용 가능하기 때문이다.

치매는 이미
오래전에 시작되었다

누구보다 정갈하고 단정하던 J여사는 온화한 성격에 인품 또한
훌륭하여 자녀들로부터 존경과 사랑을 받아왔다. 3년 전 치매 판정
을 받은 후에도 자존심과 자립심이 강하여 계속 혼자서 생활하기를
원했다. 식생활은 물론 혼자서 은행 업무를 볼 정도로 스스로 문제
를 해결하고 일상생활을 하는 데 전혀 무리가 없으니 자녀들도 동
의할 수밖에 없었다. 약도 꼬박꼬박 잘 챙겨 먹는데다 친구 관계도
원만하고 노인정 활동도 활발하여 누가 봐도 치매 환자로 보이지
않았다.

하지만 3년째 되면서 조금씩 이상 증세를 보이기 시작했다. 행
여나 바쁘게 지내는 자식들한테 방해가 될까 싶어 스스로 조심하고

배려하던 모습은 사라지고 전혀 다른 사람처럼 행동했다. 자식들에게 서운함을 표현하는가 싶더니 급기야 언성을 높이고 화를 냈다. 혼자 지내느라 외로움과 서운함이 쌓였나 보다 생각했지만 그게 본격적인 치매 증상의 시작이었다.

J여사는 70세에 '경도인지장애'가 시작되었고 79세에 '치매' 환자가 되었다. J여사의 기억이 떨어지는 정도를 가상의 수치를 통해 이해해보자. J여사의 경우 경도인지장애가 시작되는 시점까지 70년이란 오랜 세월 동안 약 10퍼센트의 기억력 저하가 생긴 것과 달리 경도인지장애 9년 동안에는 기억력이 무려 30퍼센트나 떨어졌다. 단순하게 산술적인 계산을 해보면 정상적으로 살아온 70년 동안 1년에 평균 10/70씩, 즉 0.14퍼센트씩 떨어졌지만 경도인지장애 9년 동안에는 30/9 약 3.3퍼센트씩 떨어진 것이다. J여사의 경우 경도인지장애 기간 동안에 나빠진 속도가 정상 기간보다 평균 23배 이상 빨라진 셈이다.

이런 이유 때문에 경도인지장애가 시작되면 한 해 한 해가 다르다는 느낌이 들 수 있다. J여사도 70세부터 기억력이 빠르게 나빠지면서 한 해가 다르다는 느낌이 들었지만 나이 탓으로 돌렸을 수 있다. 경도인지장애의 처음 약 6년간, 즉 76세까지는 기억력이 크게 떨어지지 않아 남들 눈에는 큰 변화 없이 본인만 느낄 정도기 때문에 이를 '주관적 경도인지장애'라고 한다. 76세에서 79세 치매가 되기 전 약 3년 동안은 길눈이 나빠지기도 하고 기억이 떨어져 깜빡거리는 증상들이 겉으로 드러나므로 '객관적 경도인지장애'라고 한다.

경도인지장애가 시작되었던 시점, 즉 70세가 될 무렵의 뇌의 변화를 살펴보자. 뇌의 중요한 부분에서 뇌세포의 20퍼센트는 이미 소실되었고, 40퍼센트 가까운 뇌세포는 베타아밀로이드의 영향을 받을 뿐만 아니라 타우단백 찌꺼기까지 생겨 힘든 상태였다. 또한 20퍼센트의 뇌세포는 타우단백이 엉기지는 않았지만 베타아밀로이드의 시달림을 받고 있는 상태였고, 약 20퍼센트 정도의 뇌세포만 비교적 온전한 상태였다. 이렇게 20퍼센트 정도의 뇌세포 소실과 60퍼센트 내외의 뇌세포에서 기능 저하가 생겼지만 겉으로 나타나는 기억력 저하는 단지 10퍼센트 정도밖에 안 되었다. 다시 말해 뇌가 상당히 나빠지기 전까지는 기억력이 별로 나빠지지 않지만, 기억이 나빠졌다고 느끼기 시작하는 시점에는 이미 뇌의 상태가 생각보다 훨씬 더 많이 나빠진 것으로 보아야 한다.

경도인지장애가 시작되기 전부터도 건망증은 증가할 수 있다. 정도가 약하고 실생활에 영향을 줄 정도가 아니기 때문에 보통 단순건망증이라고들 한다. 치매는 기억의 입력과 저장이 잘 안 되기 때문에 기억 자체가 없어 기억해낼 것이 없는 것과 달리, 건망증은 기억의 회상이 잘 안 되어 생기는 일시적이고 가벼운 것이기 때문에 치매와 무관한 것으로 알려져 있다. 그렇지만 시각을 달리해 보면 건망증이 증가하는 것도 뇌가 이미 상당히 나빠졌기 때문에 나타나는 증상이다.

이런 이유로 단순건망증이 증가되는 것도 치매로 변해가는 초기 징조로 받아들여야 한다. 물론 단순건망증이 증가되었다고 해서 빠른 시일 내에 치매가 생기거나 모두 치매로 변해가는 것은 아니지만 좋은 뇌를 오래 유지하기 위해서라도 건망증이 증가되면 치매에 대한 예방 치료를 포함한 적극적인 예방 노력이 필요해지는 시점으로 받아들여야 한다.

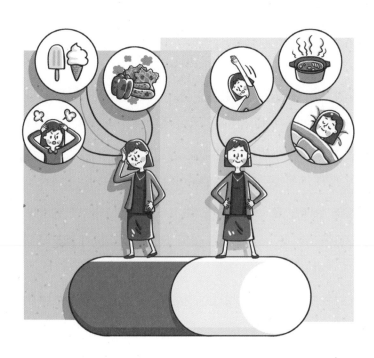

진단되지 않는 병,
미병도 병이다

미병未病은 아직 병이 아니지만 병이 되고 있는 상태를 말한다. 확실하게 병에 걸린 것은 아니지만 그렇다고 건강하지도 않은 상태, 미리 약을 챙겨 먹기도 애매하고 아무것도 하지 않은 채 방치하기도 불안한 상태이다.

L변호사는 요즘 들어 집중력이 떨어졌다. 법률사무소를 개설했으나 글을 보면 눈이 어른거리고 머리가 띵해져서 집중을 할 수가 없다. 어렸을 때부터 머리 좋다는 소리를 들으며 자랐고, 변호사로 일하면서도 명석한 두뇌가 빛을 발하며 승승장구해온지라 좋은 머리로 사업을 하면 어렵고 복잡한 문제도 다른 사람들보다 쉽게 극복해나갈 수 있을 것으로 기대했다. 하지만 생각보다 일이 잘 풀

리지 않았다. 이상하게 머리도 예전처럼 잘 돌아가지 않는 느낌이었다. 아직 활발히 사회생활을 해야 하는 50대 후반인데도 쉽게 피곤해지고 기억이 가물거릴 때가 많아 어떤 일이든 오래 집중할 수가 없었다.

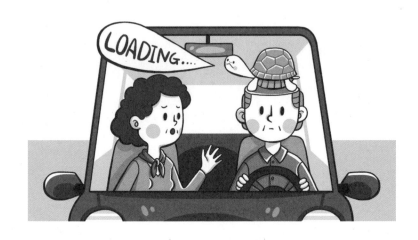

아내의 권유도 있었지만 본인 스스로도 불편함을 느껴 검사를 받아보기로 하고 대학병원을 찾았다. 병원에 가서 뇌 MRI 검사를 비롯하여 종합검사를 받았으나 다행히 아무런 이상이 없다는 결과가 나왔다. 증상은 있는데 병이 밝혀지지 않은 것이다. 여기서 생각해 보아야 할 것이 미병이다. 미병은 아직 진단될 정도는 아니지만 현재 진행되고 있는 병이다. 대부분의 미병은 문제가 되지 않는다. 하지만 치매와 같은 병은 가역적이지 않아서 문제가 달라진다. 사라진 뇌세포를 대신할 새로운 뇌세포가 만들어지지 않기 때문이다. 뇌세포가 본격적으로 부서지기 전에, 즉 증상이 없을 때부터 적극적인 예방을 하는 것이 좋다.

예방에는 일반적인 예방과 치료적인 예방이 있다. 일반적인 예방은 잘 먹고, 잘 자고, 열심히 운동하고, 열심히 사회생활하고, 술과 담배 멀리하고, 물리적·화학적 충격 피하고, 명상이나 기도로 뇌 건강을 도모하는 것이다.

치료적인 예방은 미병을 치료하는 것이다. 활력이 떨어진 뇌세포의 활력을 회복시키는 것이며, 활력 회복 치료는 치매 치료나 치매를 예방하기 위한 치료로 모두 가능하다. 다만 치매는 재활의 대상인 뇌세포가 많이 감소되어 있고 뇌세포의 활력도 아주 많이 떨어져 있기 때문에 치료의 효과가 제한적이다. 반면에 미병 상태에서는 치료의 대상이 되는 뇌세포, 즉 활력이 떨어진 뇌세포가 많이 남아 있기 때문에 뇌세포 재활 치료의 의미가 더 크다. 치료할 수 있는 뇌세포가 많으니 치료 효과도 더 좋을 수밖에 없다. 뇌세포가 재활되면 머리가 좋아지고 뇌세포의 수명이 연장된다.

L변호사도 뇌세포 재활 치료를 열심히 받았다. 담痰을 없애는 반하, 기체氣滯, 즉 스트레스에 대한 내성을 키우기 위한 시호, 보신補腎을 위한 숙지황 등의 약재를 위주로 뇌세포 재활 치료를 하였다. 뇌세포 재활 치료를 받으면서 그동안 조금만 일을 해도 쉽게 피곤해지던 증상이 사라졌다. 늘 무거웠던 머리도 맑아지고 예전처럼 기억도 잘 떠올랐다. 글을 읽어도 눈이 부시지 않고 동시에 세 가지 일에

집중할 수 있는 멀티태스킹이 가능하게 되었다. 오랜만에 바둑을 두었는데 전성기 때보다도 2점 이상 실력이 늘어 스스로도 깜짝 놀랐다고 한다.

세월이 흐르면 집이 낡아 허물어지듯이 우리의 뇌세포도 활력이 떨어지고 부서진다. 가꾸면서 살면 비교적 튼튼하게 유지할 수 있지만 오래되거나 태풍이나 지진으로 집이 많이 훼손되면 혼자 고치기 힘들고 전문가를 불러야 한다.

다양한 인생사로 많이 약해진 뇌세포 역시 일반적인 예방도 중요하지만 적극적으로 예방 치료를 받는 것이 좋다. L변호사처럼 나이가 있고 뇌기능에 문제가 보이면 진단에 연연하지 말고 적극적인 예방 치료를 시작해야 한다. 뇌 건강을 위해서도, 치매 예방을 위해서도.

뇌세포가 부서지기 전에
잡아라

    뇌세포를 재활시키는 약의 직접적인 치료 대상은 치매가 아니라 뇌세포이다. 치매나 치매 바로 전 단계의 경도인지장애인 사람은 물론 정상인이라도 이미 많은 뇌세포의 활성이 떨어졌을 수 있다. 이처럼 활성이 떨어진 뇌세포가 치료의 대상이다. 치매로 진행될수록 정상 뇌세포 중 활성이 떨어지는 뇌세포가 늘고, 치료의 대상이 되어야 하는 '활성이 떨어진 뇌세포'가 빠른 속도로 부서져 사라지기 때문에 빨리 시작하여 꾸준하게 치료받는 것이 좋다.

    뇌세포는 재생이 되지 않지만 재활 역시 쉬운 일은 아니다. 뇌세포의 재활 치료가 가능하려면 뇌세포가 본격적으로 부서지기 전에 시작해야 한다. 하지만 이런 시점을 검사로는 알 수 없다. 뚜렷한 증상도 없고 근거도 없는데 치료를 시작하기는 어려울 것이다. 안타깝게도 많은 사람들이 이 시기를 놓친다. 치매에 대한 관심이 높거나 미리 대비하고 싶어 하는 사람들, 또한 우연히 예방의학을 접한 소수의 사람들만 뇌세포 재활 치료를 시작한다.

이 시기를 놓쳤다면 더 진행되어 기억력이 많이 나빠진 때에라도 검사 결과와 관계없이 치료를 시작하는 것이 좋다. 하지만 대부분의 사람들은 이런 증상의 심각성을 인식하지 못하고 나이 탓으로 돌리거나 대수롭지 않게 여겨 때를 놓치는 경우가 많다. 이 부분이 가장 안타깝다. 시대적 상황은 변했는데 여전히 예전과 같이 안일하게 대응하는 것이 참으로 안타깝다. 혹여 때를 놓쳤더라도 배우자나 가까운 사람의 눈에 기억력 저하나 다른 인지장애로 인한 증상이 보인다면 치매다 아니다를 따지기 전에 뇌세포 재활 치료를 받는 것이 좋다.

보통 치매 초기 환자는 본인이 치매가 아니라고 극구 부인한다. 검사 받기를 거부하거나 치매 환자라는 말 자체에 과민반응을 보이기도 한다. 원래 똑똑했던 사람은 인지검사에서 만점을 받는 경우도 있다. 점수가 치매 기준보다 좋을 뿐만 아니라 환자 자신이 극구 치매가 아니라고 부인하므로 가족들이 치매라는 사실을 인정하지 못하고 치료 시기를 놓치고 만다. 일반적으로 교육 수준이나 지적 수준이 높은 경우, 성격이 깔끔하고 자존감이 높은 경우, 사회 활동이 활발하거나 사회적 지위가 높은 경우에도 치매 인정과 조기 치료가 쉽지 않다. 문제는 이런 경우가 많다는 것이다.

뇌세포 재활 치료는 황기, 인삼, 숙지황, 당귀 등 여러 가지 한약재로 구성된 한약으로 치료하여 얻은 경험치이다. 한의학적 사고로 가능한 방법이지만 의학적으로 인정된 방법은 아니다. 뇌세포를 재활시키는 한약을 복용하면 뇌세포는 물론 우리 몸의 다른 부분도 재활된다. 머리카락이 굵어지고 머리가 잘 빠지지 않으며 새로운 머리카락이 나기도 한다. 이것은 모근세포가 재활된 것이다. 또 피부가 고와지고 탄력이 좋아진다. 피부 상피세포가 재활된 것이다. 이밖에 혈액 검사를 해보면 간 기능이나 콩팥 기능이 좋아지고, 빈혈인 경우 혈색소도 올라간다. 간, 콩팥, 골수도 재활되었을 가능성이 높다.

이처럼 객관적으로 보이는 것 이외에 주관적으로도 증상 호전이 나타난다. 기억력이 좋아지거나 덜 피곤하고 머리가 맑아지고 두통이 사라지고 잠이 잘 오고 성욕이 살아난다. 때로는 시력이 좋아지거나 어지럼증과 이명이 사라지기도 한다. 이런 증상 호전은 뇌기능이 좋아진 것을 나타낸다. 더구나 약을 중지해도 6개월 이상 지속되는 경우가 많다. 약을 중지한 이후에도 증상 호전이 지속되는 것은 뇌세포가 재활되었기 때문에 가능한 일이다.

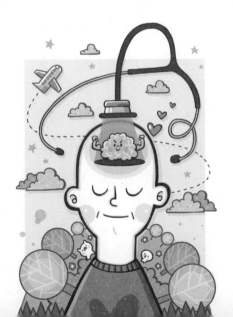

뇌의 과부하는
업무량 때문이 아니다

    C회장은 50대 중반의 여성이지만 새로 시작하는 사업으로 정신없이 바쁜 나날을 보내고 있다. 하는 일이 많아서인지 나이가 들어서인지 요즘 들어 결정 장애가 생겼다. 집중력과 판단력도 둔해졌다. 특히 결정력이 떨어지면서 선택을 해야 하는 중요한 상황에서 머뭇거리거나 일을 제대로 처리하지 못하는 경우도 잦아졌다.

    어느 때보다도 바쁘게 움직이며 많은 일을 하지만 결과적으로 보면 제대로 한 일이 별로 없다. 그럴 때마다 자괴감이 들고 행여나 무능하다는 소리를 들을까봐 전전긍긍하는 모습이다. 당차고 능력 있는 여성 CEO로서 승승장구하며 주목받아오던 터라 한물갔다는 소리라도 듣게 될까봐 신경이 쓰였다. 여전히 의욕이 넘치고 해야 할 일도 넘쳐난다. 한창 왕성한 활동을 해야 하는 시기에 이런 증상이 생기니 당황스러울 수밖에 없었다.

하지만 결정 장애뿐만이 아니었다. 근래 들어서 기억력이 많이 떨어지고 사람이나 물건의 이름이 기억나지 않는 경우가 자주 있었다. 업무 과부하 때문이거나 나이 탓으로 여기며 크게 걱정하지 않았는데, 요즘 나타나는 증상들을 보면 혹시라도 나쁜 병으로 진행되는 것은 아닌지 더럭 겁이 나기도 했다.

한동안 별다른 문제없이 안정적인 생활을 이어왔다. 새로운 프로젝트를 시작하면서 이전과 달라진 것은 눈코 뜰 새 없이 부쩍 바빠졌다는 것이다. 즉 뇌에 과부하가 걸린 것이다. 하지만 젊은 시절에는 지금보다 훨씬 더 바쁘고 정신없이 살았던 날이 많았다. 그래도 기억력이 떨어지거나, 이름이 기억나지 않거나, 지금처럼 일처리를 제대로 하지 못한 적은 없었다. 지금보다 바쁘고 힘들었지만 뇌에 과부하가 생기지도 않았다.

C회장에게 뇌의 과부하가 생긴 이유는 업무량이 많아진 것 때문이 아니라 뇌의 용량이 줄어들었기 때문이다. 부피가 줄어들었다기보다는 역량이 줄어든 것이다. 지금 뇌세포의 일부는 이미 부서져서 사라졌고 상당수의 뇌세포는 기능이 떨어진 상태이다. 기능이 떨어졌다고 해도 일상생활을 해나가는 데에는 부족함이 없으니 크게 문제가 되지 않는다. 하지만 다소 힘든 일이나 많은 일을 하기에는 역부족일 수 있다.

이런 이유로 뇌에 과부하가 걸리기 쉽다. 뇌의 역량이 떨어지면 쉽게 피곤하거나 잘 잊어버리거나 불면증이 생기거나 또는 성욕이 사라지거나 눈이 밝지 못하거나 이명이 생기거나 머리가 안개 낀 듯 맑지 못한 증상이 동반될 수 있다. 때로는 의욕이 줄거나 참을성이 줄어들거나 성격이 바뀌거나 집중력, 사고력, 판단력, 결정력이 흐려지거나 일처리 능력이 떨어질 수도 있다.

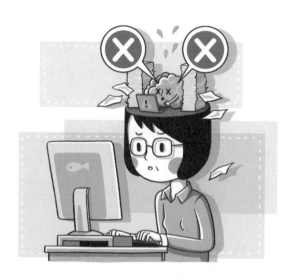

C회장은 자신의 상황을 나이 탓으로만 돌리기엔 증상이 심각하다고 판단하여 MRI 검사를 비롯한 각종 뇌 검사를 받았다. 다행히 결과는 정상이었다. 검사상으로는 아무런 문제가 없지만 스트레스 등으로 뇌의 과부하가 심한 상태이므로 뇌의 휴식을 위해 일을 줄이

라는 이야기를 들었다. 당연히 일을 줄이고 뇌의 휴식 시간을 가져야 한다.

하지만 지금 나타나는 증상들을 단순히 일이 많아졌기 때문에 생긴 것으로 설명하기에는 무리가 있다. 검사상에 나타나지 않는 뇌의 변화에 주목해야 한다. 즉 겉으로 보기에는 멀쩡해 보여도 그 속은 이미 어느 정도 기능이 상실된 뇌세포가 많아졌을 수 있다. 이렇게 뇌가 약해져 있으니 조금만 힘들어도 과부하가 걸리는 것이다.

물론 휴식도 필요하다. 하지만 줄어든 뇌의 역량도 키울 수 있다. 진행을 느리게 할 수 있는 방법도 있다. 지금부터라도 뇌세포 재활 치료를 시작해야 된다. 근거에만 연연해하지 말고 적극적인 예방 치료를 해야 한다.

3장
치매의
원인과 종류

원인에 따라
치매의 종류도 다양하다

L씨는 오늘 아버지를 뵙고 돌아왔다. 기억이 비록 예전보다 못하긴 하지만 옛날 일들을 잘 기억하고 있는 것을 볼 때 아버지가 정말 치매인지 의구심을 떨칠 수가 없다. 상식적으로 알고 있던 치매 증상과 너무도 다르기 때문이다.

L씨의 부모님은 과수원을 하는데 어머니가 일을 시키지 않으면 아버지는 하루 종일 아무 일도 하지 않고 우두커니 정신 나간 사람처럼 앉아만 지낸다. 가끔 가지치기라도 시키면 제대로 자르지도 못할 뿐 아니라 아예 나무를 통째로 베어버리기도 하여 일을 도와달라고 하기도 힘들어졌다.

이처럼 기억장애 외에도 일을 제대로 하지 못하게 되거나, 자발적으로 하려는 의지가 줄어들거나, 성격이 바뀌거나 이상 행동을 하는 것도 치매 증상이다. 이처럼 치매는 종류도 많고 증상도 다양하다.

치매는 발병 원인에 따라 크게 세 가지로 분류한다. 뇌세포가 빨리 노화되면서 생기는 퇴행성 치매, 출혈이나 혈관이 막혀서 그 혈관에 의지해 살아가던 뇌세포가 갑자기 부서지면서 오는 혈관 치매, 다른 병으로 인해 치매 증상을 보이는 기타 치매가 있다.

퇴행성 치매 중에는 알츠하이머 치매가 대표적으로 가장 많고 통계에 따라 다르지만 전체 치매의 50~60퍼센트를 차지한다. 이외에 파킨슨병을 앓는 도중에 치매가 오는 파킨슨 치매와 치매를 앓는 도중 파킨슨병이 오는 루이바디 치매가 있으며 서로 비슷한 양상을 보인다. 둘 다 병의 상태가 좋아졌다 나빠졌다 하는 기복이 심하며,

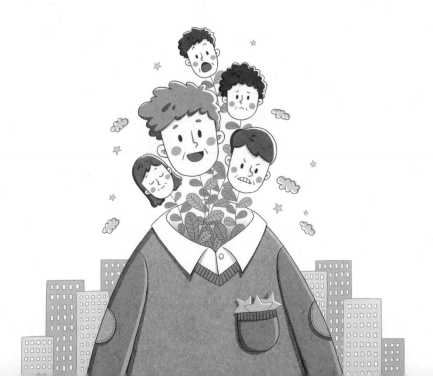

환시가 잘 나타난다. 그리고 전두측두 치매가 있는데, 주로 전두엽이 손상되면 성격과 행동의 변화가 심하고, 측두엽이 손상된 경우 실어증이 두드러진다.

퇴행성 치매는 알츠하이머 치매 외에 전두측두 치매, 루이바디 치매, 파킨슨 치매, 헌팅턴병, 진행성핵상마비 등이 있으며 이들이 전체 치매의 약 10퍼센트 정도를 차지한다.

그다음 뇌혈관의 문제로 발생하는 혈관 치매는 전체의 약 20~30퍼센트를 차지하며 다발성경색 치매와 피질하 혈관 치매가 많다. 큰 혈관이 막히면 갑자기 뇌졸중(풍) 증상이 생기고 대부분 두세 차례 반복되면서 치매가 되기 때문에 다발성경색 치매라 하며, 주로 대뇌 피질에 잘 발생한다.

반면에 작은 혈관이 막히면 갑자기 머리가 심하게 아프거나 어지럽거나 체한 것 같거나 피곤해지는 등의 증상이 나타날 수도 있다. 하지만 증상이 오래 지속되지 않아 기억에 남아 있지 않고 때로는 증상이 뚜렷하게 나타나지 않아 무증상 경색이라고도 한다. 이런 일이 여러 번 반복되거나 피질 아래 백질이 변성되어 오는 치매를 피질하 혈관 치매라고 한다. 알츠하이머 치매처럼 서서히 나빠지지만 기억력 장애가 조금 덜하고 감정이나 움직임이나 연상 작용이 느려지고 소변을 잘 가누지 못하기도 한다.

이외에도 중요한 뇌 부위의 손상으로 생기는 전략 치매, 유전성 혈관 치매로 우성으로 유전되는 카다실(CADASIL)과 열성으로 유전되는 카라실(CARASIL)이라는 치매도 있다.

기타 치매는 다른 질병으로 인해 치매 증상이 나타나며 전체 치매의 약 10퍼센트를 차지한다. 이것도 크게 세 가지 범주로 나눠볼 수 있다. 뇌를 압박하여 뇌기능이 나빠진 경우로 뇌실이 커지는 뇌수두증, 뇌종양, 경막외 또는 경막하혈종에 의한 치매와, 머리에 염증을 일으키는 매독, 에이즈, 헤르페스 등의 감염병으로 치매가 발생하는 경우와, 비타민 B12, B1, 니코틴산 등의 부족이나 간성 혼수, 알코올 중독, 갑상선기능저하증이나 항진증, 간질 등과 같은 신체적 질환이나 영양 부족으로 오는 치매로 구분할 수도 있다. 기타 치매는 원인을 제거하면 완전히 나을 수 있는 경우가 많다.

뇌가 빨리 늙으면
알츠하이머 치매가 된다

　치매(dementia)라는 말의 어원은 '정신이 나간 상태'라는 의미에서 비롯되었으며, 이미 17세기에 노망 등의 용어와 같이 사용되었다. 1906년 독일인 의사 알로이스 알츠하이머(Allois Alzheimer) 박사는 기억력을 비롯해 여러 가지 인지기능이 점점 나빠지고, 헛것이 보이는 환각, 현실과 동떨어진 생각을 하는 망상 등의 증상이 심해지고, 일상생활 능력이 점점 상실되면서 사망한 51세의 여자 환자 아우구스트 데터에 대해 뇌의 피질 신경세포 내에 섬유질이 다발로 모여 있고 세포 밖에 아밀로이드 덩어리가 있다는 병리 소견을 발표하였다. 이를 기점으로 한동안 치매는 알츠하이머로 불리게 되었다.

한때는 65세 이전에 치매가 발생하면 알츠하이머 치매로 보고, 65세 이후에 발생하면 노인성 치매로 구분한 적도 있지만, 요즘은 둘 사이의 차이가 없어 구분하지 않고 같은 알츠하이머 치매라고 한다. 치매에는 종류가 많다. 알츠하이머 치매는 앞서 말했듯이 전체 치매 환자의 50퍼센트 이상을 차지하고, 혈관 치매나 다른 치매를 앓는 도중에 알츠하이머가 겹쳐 발생하는 경우도 있다. 일반적으로 사람들이 치매를 말할 때는 대개 알츠하이머 치매를 이야기하는 것이다. 다른 치매를 이야기할 때는 혈관성 치매, 파킨슨 치매처럼 이름을 붙여서 말한다.

퇴행성이란 뇌가 빨리 늙어버린 경우를 말한다. 머릿속의 생명 중추가 있는 연수는 비교적 멀쩡한데 대뇌가 빨리 늙어 기능이 일정 수준 이하가 된 것이다. 쉽게 생각하면 대뇌의 기능인 여러 가지 인지기능이 나이에 비해 훨씬 나빠져서 제 구실을 할 수 없게 된 것이며, 유전적으로 빨리 늙을 수도 있고 평소 생활습관이 좋지 않아서 빨리 늙을 수도 있다. 결국 유전적인 체질과 잘못된 식생활습관이 겹친 복합 요인에 의해 치매가 발생한다고 볼 수 있다.

알츠하이머 치매는 기본적으로 기억력 장애가 있고 다른 인지기능이 나빠지는 증상도 겹쳐 있다. 사회생활이나 직장생활 또는 자기 역할을 제대로 하지 못하게 되는 시점부터 치매라고 하며, 점진적으로 나빠지고 점점 빨리 악화되는 특징을 갖고 있다. 중요한 기억을 스스로 또는 단서를 주면 기억해내는 '기억력 저하'와 달리 '기억력 장애'는 본인이 최근에 경험한 주요 사건에 대해 단서를 주거나 설명을 해주어도 전혀 기억하지 못하고 생소하게 느낀다.

다른 인지기능 장애로 의사소통의 장애가 오거나, 길을 잃거나, 통장 관리나 경제 행위를 제대로 하기 힘들거나, 주어진 일을 제대로 처리하지 못하거나, 성격이 바뀌어 화를 잘 내고 참지 못하거나, 우울증처럼 활기가 떨어지거나, 추상적 생각이나 판단력이 흐려지기도 한다.

병이 진행되면 잘 해오던 익숙한 일도 하기 힘들어지거나, 눈에 보이는 것을 잘 인지하지 못한다. 병이 점진적으로 진행되기 때문에 초기에는 치매로 인식하지 못해서 병이 어느 정도 진행된 다음에 진단을 받는 경우가 많다. 진단을 받은 이후에는 병이 진행되는 속도가 점점 빨라져 생각보다 훨씬 빨리 악화되고 말기 치매가 된다. 따라서 조금이라도 치매가 의심되면 초기에 빠르게 대응해야 하고, 예방 치료로 미리 대비해야 한다.

우리 뇌는 사용하면 할수록, 단련하면 할수록 좋아지지만 어느 선을 벗어나면 오히려 독이 된다. 과유불급이다. 남는 것은 모자람만 못하다. 모든 것은 적정선이 있는 것이다. 길을 잘 들이면 좋지만 너무 길을 들이면 마모되는 것과 같다. 머리는 많이 쓸수록 현실적으로 마모되는 것을 피할 수 없고 결국 알츠하이머 치매로 가게 된다. 반대로 뇌를 단련시키지 않으면 녹이 쓸고 약해진다. '용불용설'의 불용에 해당하며, 사용하지 않으면 점점 약해진다. 그러니 부지런하되 무리하지 않는 것이 답이다.

뇌세포가 마모되는 방법으로 베타아밀로이드와 타우단백이 주목받고 있다. 베타아밀로이드는 아밀로이드 전구단백에서 비정상적으로 만들어진다. 전구단백은 세포막 내외로 관통하고 있는 정상적인 단백질이다. 시냅스의 생성과 보수에 관여하고 신경세포 내의 물자 수송과 철의 배출, 호르몬 조절 기능도 있다.

유전적으로 쉽게 찌꺼기를 만드는 체질도 있지만 뇌를 많이 쓰면 당연히 아밀로이드 단백이 많이 필요하게 되고 결과적으로 베타아밀로이드 찌꺼기가 많아진다. 이렇게 많아진 베타아밀로이드는 주위 세포의 순환을 방해하고 산화물질로 작용하며, 세포 내부의 미토콘드리아 등의 세포 내 소기관의 기능을 떨어뜨리고 타우단백의 과인산화에도 영향을 미친다. 또한 뇌세포의 활동이 증가하면 인산화된 타우단백이 많아지면서 미소관의 구조를 안정시키지 못하고 떨어져 나와 다른 단백질 등과 결합하면서 세포내 찌꺼기가 되어 세포의 기능을 떨어뜨리고 결국 빨리 부서지게 만든다.

뇌세포가 빨리 나빠지는 원인은 이외에도 많이 있다. 세포의 생체 시계인 텔로미어가 빨리 줄어들거나 칼슘 채널의 붕괴로 세포 내 칼슘 증가가 세포 소멸을 일으키기도 한다. 활성산소가 많아지는 것도 원인이 된다.

뇌를 열심히 사용하면 뇌도 길이 들지만 너무 과하게 사용하면 처리할 수 없을 정도로 찌꺼기가 많이 생기고 오히려 독이 된다. 우리 삶에 조율과 조화가 필요한 이유이다. 계속해서 달리기만 하면 숨이 차듯이 중간 중간 모든 것을 내려놓고 뇌를 쉬게 해주어야 한다. 열심히 하되 무리하지 않는, 스스로를 배려하는 삶이 필요하다.

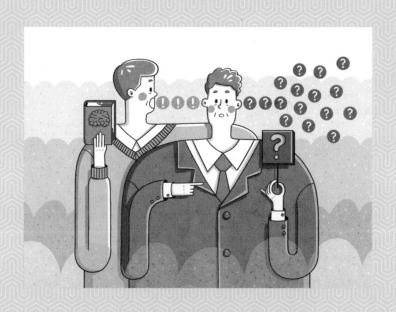

알츠하이머 치매의 10가지 초기 증상 (삽화 22)

이규민(가명)씨는 혼자 사시는 80세 어머니가 노환인 줄만 알았
는데, 치매 중기라는 이야기를 듣고 이해가 되지 않는 표정이다.
기억력이 떨어지고 여러 가지 생활이 둔해진 것을 연로하셔서
오는 노환으로 생각했기 때문이다. 최근에 증세가 심해져서 혹
시 치매일까 걱정되어 병원에 모시고 갔는데 초기도 아닌 중기
로 진단을 받았다. 노환이라고 생각했던 치매 초기 증상에 대해
살펴보자.

1. 기억력이 떨어져 일상생활에 지장이 생긴다.
　옛 기억은 그런대로 괜찮지만 새로운 것은 금방 잊어버린다. 혈압
　약을 제대로 복용하지 않아 집안에 쌓여 있는 것이 약 먹기 싫어서
　인 줄 알았는데 기억력이 떨어져서 생긴 일이었다.

2. 계획하거나 여건에 맞게 일을 처리하지 못한다.
　숫자에 약해지고 집중력과 지구력이 떨어진다. 화요일이 분리수거
　하는 날인데 집에 쓰레기가 가득했고 공과금 용지도 널려 있었다.

3. 늘 해오던 익숙한 일을 제대로 끝내지 못한다.
　깔끔한 성격인데 설거지를 제대로 끝내지 못하여 그릇이 쌓여 있고
　냉장고에서 새로운 반찬을 찾아 먹지 못해 김치만 드셨다.

4. 시간과 장소에 대한 지남력이 상실된다.
　여름인데 겨울옷을 입고 다니거나 바로 김장한 김치를 익지 않았다
　고 할 때도 있었고, 노인정과 집을 구별하지 못할 때도 있었다.

5. 시각적 이미지와 공간적 연관성을 이해하는 데 문제가 생긴다.

시각적 이해에 문제가 있으면 알츠하이머일 수 있다. 건널목 신호등의 초록불이 깜빡이며 곧 빨간불로 바뀌려 할 때 길을 건너다 사고가 날 뻔한 적이 몇 번 있었다.

6. 말하거나 글을 쓸 때 예전과 달리 단어가 잘 생각나지 않는다.

목적어나 단어를 제대로 말하지 못하여 무슨 말을 하는지 이해하기가 어려운 경우가 많고 말을 하다가 중간에 잊어버려 횡설수설할 때도 있다.

7. 물건을 엉뚱한 곳에 두고 다시 찾는 능력을 잃어버린다.

지갑이나 전화기를 냉장고에 넣어두고 잊어버려서 밤새 찾는 경우가 많았다. 주변 사람을 도둑으로 의심하기도 했다.

8. 판단력이나 결정력이 감소한다.

같은 종류의 건강식품을 드시지도 않으면서 여러 번 사왔다.

9. 직장생활과 사회생활이 어렵다.

자기 역할을 제대로 못하면 직장생활을 유지할 수 없고, 자신의 경험과 달라진 사회에 적응하지 못하면 사회활동을 피하게 된다. "당신 치매 아니냐?"는 말을 듣자 좋아하던 노인정에 가는 걸 꺼리기 시작했다.

10. 기분과 성격이 변한다.

혼란, 의심, 우울, 공포, 불안이 잘 생겼고 환경이 바뀌면 쉽게 흥분하고 짜증을 냈다.

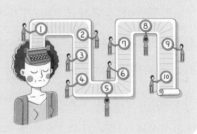

기억력이 좋아도
치매일 수 있다

60대 초반의 N대표는 결국 대표 자리에서 물러났다. 얼마 전부터 제대로 일을 하지 못하여 서둘러서 젊은 아들에게 회사를 맡기게 된 것이다. 타고난 품성이 부지런하고 성실한데다 두뇌 회전이 빨라 업계에서 제일 잘나가는 회사로 키웠는데, 최근 2~3년 전부터 직원들이 N대표를 이상하게 보기 시작했다.

직원들이 감당하고 따라가기에 벅찰 정도로 늘 솔선수범하며 열정적으로 일해오던 N대표였는데, 언제부터인가 일을 건성으로 하기 시작했고 직원들이 늘 올리던 빤한 업무 보고도 제때에 결재하지 못하여 일을 꼬이게 하고는 오히려 불같이 화를 내기도 했다. 그뿐만이 아니었다. 이랬다저랬다 변죽이 죽 끓듯 하고 일이 남아 있는데도 갑자기 예고 없이 퇴근해버리는 바람에 직원들을 당황하게 만들었다.

어디서 구했는지 희한한 물건들을 책상에 잔뜩 가져다 놓기도 했다. 남의 눈치를 전혀 보지 않고 자기가 하고 싶은 대로 하고, 걸핏하면 부인에게 화를 내어 부인의 스트레스도 이만저만이 아니었다. 결국 가족과 측근들의 권유로 병원을 찾은 N대표는 전두측두 치매라는 진단을 받았다.

원래는 유능하고 정도 많고 온화하고 아량이 넓으며 예의 바른 사람이었는데, 무능해지고 인정도 없고 남을 배려할 줄 모르고 자기밖에 모르는 이기적인 성격으로 조금씩 바뀌었다. 피해망상증이 생겼는지 걸핏하면 소송을 제기하고 화를 참지 못하였다. 최근에는 소송을 하는 일이 없어졌지만 회사 일을 잡다하게 벌이기만 해놓고 제대로 처리하지 못하는 일이 늘어났다. 점점 꼬이는 일이 늘어나고, 즉흥적이고, 화가 많아지고, 참을성이 줄어들고, 남을 배려하는 감정도 메말라갔다.

전두측두 치매는 알츠하이머 치매와 같은 퇴행성 치매의 일종이다. 비교적 젊은 나이에 발생하고 이 기간 동안 초로성 알츠하이머 치매와 비슷한 빈도로 발생한다. 빠르면 20대에 시작하는 경우도 있고, 늦으면 80대에 발병하는 경우도 있다. 전두측두 치매는 한 가지가 아니라 세 가지 다른 유형이 있다. 행동변이형 전두측두 치매와 진행성비유창성실어증과 의미치매이다. 때로는 루게릭병과 같은 근위축성측삭경화증과 피질기저핵증후군, 진행성핵상마비와 같은 운동장애 질환을 전두측두 치매에 포함시키기도 한다.

　알츠하이머는 나이가 들수록 증가하는데 비해 전두측두 치매는 40대에서 60대 초반에 많이 발생한다. 기억력 장애보다도 행동 장애를 일으키거나 언어 장애를 동반하는 경우가 많다. N대표처럼 행동변이형 전두측두 치매는 초기부터 행동 장애가 온다. 기억력과 길눈이 크게 나빠지지 않아 혼자서도 잘 돌아다닌다. 알츠하이머에 비해 환각이나 망상이 흔하지 않다. 실어증과 의미치매 환자는 말하고, 읽고, 남의 말을 이해하는 능력부터 나빠진다.

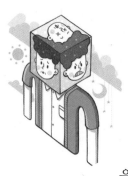

멀쩡하던 사람이 판단력이 흐려지거나, 다른 사람과 감정 교류를 잘 못하거나, 남들 앞에서 부적절한 행동을 거리낌 없이 하거나, 자제력이 감소하거나, 충동적 행동을 반복적으로 하거나, 집중력이 감소하거나, 계획성이 부족해지거나, 하는 일을 제대로 매듭짓지 못하거나, 갑작스럽게 기분이 잘 변하거나, 균형을 잡는 거나 움직임에 문제가 생기면 전두측두 치매로 변해가는 경도인지장애나 전두측두 치매를 의심해 보아야 한다. 기억력이 크게 떨어지지 않아도 치매 검사를 받아보는 게 좋다.

　다른 치매에 비해 전두측두 치매는 유전적 경향이 높다. 전두측두 치매 예방법은 일반적인 치매와 같다. 평소 마음가짐을 편안하게 하고, 남을 배려하려는 노력이 필요하다. 명상을 생활화하는 것도 좋다.

낮잠이 쏟아지면
치매를 의심하라

낮잠을 자면 기억력이 향상된다는 연구 결과가 발표된 적이 있다. 달콤한 낮잠은 우리 몸과 뇌를 안정시켜 치매에 걸릴 확률을 3분의 1로 줄여주는 효과가 있다는 것이다. 잠을 제대로 못 자면 뇌가 충분히 휴식을 취할 수 없어서 집중력이 떨어질 수밖에 없다.

J교수 역시 낮잠의 효과를 톡톡히 보았다. J교수는 정년퇴직이 얼마 남지 않았지만 밤낮없이 열심히 사느라 늘 잠이 부족하다. 주로 밤에 일을 많이 하는 편이어서 평균 3시간 정도밖에 못 잔다. 낮에는 대학에서 학생들을 가르치고 밤에는 책을 읽거나 글을 쓴다. 밤에 집중이 잘 되고 글도 잘 써지니 어쩔 수 없는 노릇이다.

수면이 절대적으로 부족한 상황이라 늘 점심 식사 후에는

20~30분 정도 낮잠을 즐긴다. 그러고 나면 몸도 머리도 개운해지고 활력이 살아난다. 이렇게 부족한 잠을 보충하는 낮잠을 즐긴 지도 벌써 수십 년이 되었다. 이러한 생활패턴이 굳어지니 스스로도 불편함을 못 느끼고 피로감도 별로 없었다.

문제는 약 1년 전부터 낮잠을 자도 예전처럼 머리와 몸이 개운하지 않다는 것이다. 낮잠을 자고 일어나도 오후 내내 졸리고 집중이 안 되어 제대로 일을 할 수 없는 날들이 많아졌다. 밤에 잠자는 시간을 많이 늘렸는데도 아침에 일어나면 잠을 잔 것 같지가 않았다. 아내는 잠자리가 험해지고 악몽을 꾸는지 자다가 고래고래 소리까지 지른다며 J교수를 걱정했다. 무슨 고민이 있느냐고 묻지만 별로 그럴 만한 일도 없었다.

잠은 잘 자야 한다. 잘 잔다는 것은 무조건 많이 자는 것을 의미하지는 않는다. 너무 많이 자도 너무 적게 자도 머리에 부담을 준다. 적당한 수면 시간은 7시간이며 적어도 5시간, 많아도 9시간을 벗어나지 않는 것이 좋다. 잠깐씩 낮잠을 자는 것도 괜찮다. 다만 낮잠을 너무 많이 자거나 낮에 여러 번 자야 할 정도 심하게 졸리면 뇌 건강을 걱정해야 한다. 특히 그 전날 충분히 잤는데도 낮에 심하게 졸리는 경우가 지속적으로 반복되면 루이바디 치매가 될 가능성이 높다.

루이바디 치매는 알츠하이머 치매와 같은 퇴행성 치매의 일종으로 뇌에 루이바디라는 작은 덩어리(소체)가 생겨 뚜렷한 환시나 망상 등 파킨슨 증상과 인지 장애가 발생한다. 파킨슨병에서 나타나는 운동장애처럼 다리를 끌거나 근육 경직이 일어나기도 하지만 파킨슨병보다는 증상이 약하다. 주의력이나 조심성이 떨어지기도 한다. 특히 루이바디 치매는 증상 기복이 심하다. 인지기능과 각성 상태의 기복이 크고, 각성이 떨어지는 것이 졸림 증상으로 나타나기 때문이다.

하루 4회 이상 잠에 빠질 정도로 낮잠 회수가 잦아진 경우나 5분 내에 곯아떨어지는 병적인 경우는 루이바디 치매 환자에게서 잘 나타나며, 알츠하이머 치매보다 세 배 많은 60퍼센트나 된다. 10분 이내 잠으로 빠지는 경우도 알츠하이머 치매보다 두 배 많은 약 80퍼센트 정도 나타난다는 연구 결과도 있다.

낮에 많이 졸리는 경우 중 J교수처럼 밤에 잠자리가 험하고 악몽을 심하게 꾸는 등의 렘수면행동장애가 겹치는 경우는 뇌가 나빠지고 있을 가능성이 훨씬 더 높다. 그렇다고 당장 또는 빠른 시일 내에 치매로 진행될 가능성은 거의 없지만 오래 지속되면 머리가 나빠지고 결국 루이바디 치매로 변해갈 가능성이 있다.

렘수면 행동장애는 꿈을 꾸는 렘수면 단계에서 일어나며 흔히 잠꼬대와 유사하게 느껴질 수 있다. 일반적인 잠꼬대에 어떤 행동이 동반되는 경우 렘수면 행동장애로 볼 수 있고, 선명한 대화를 나누거나 손동작, 발동작, 선명한 웃음 등 깨어 있을 때처럼 행동하며 꿈의 내용을 행동으로 옮겨 다른 사람을 다치게 할 수도 있다.

이처럼 렘수면 행동장애가 심해지거나, 주의집중력이 떨어지거나, 처신을 잘 못하거나, 주어진 일을 잘 처리하지 못하거나, 길눈이 어두워지거나, 운전 능력이 서툴러지거나, 행동이 굼떠지면 치

매 검사, 특히 루이바디 치매에 대한 검사를 받아보는 것이 좋다. 이
유 없이 낮에 심하게 졸거나 낮잠이 늘어나는 경우에도 검사를 받는
것이 좋다.

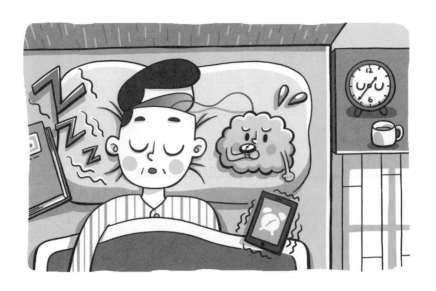

파킨슨병이 진행되면
파킨슨 치매가 될 수 있다

이제 곧 50을 바라보는 40대 후반의 P팀장은 오늘도 야근을 했다. 늘 늦은 시간까지 업무에 시달리다 보니 커피나 홍차 등 카페인 음료를 달고 사는데, 오늘도 대여섯 잔의 커피를 마셨다. 커피를 마시지 않으면 업무에 집중하기도 힘들고 몰려드는 피로감을 떨칠 수가 없기 때문이다. 퇴근 후 집에 와서 옷을 갈아입는데 셔츠 단추를 푸는 손이 떨렸다. 언젠가부터 나타나는 손 떨림 증상이다. 물을 따르거나 숟가락질을 할 때도 손 떨림이 있다. 피곤해서 그러려니, 카페인 섭취량이 너무 많아서 그러려니 하고 대수롭지 않게 생각해왔다. 하지만 어머니가 파킨슨 치매로 돌아가신 것을 생각하니 그냥 넘어갈 문제가 아닌 것 같다는 생각에 걱정이 되기 시작했다.

P팀장이 겪고 있는 손 떨림은 커피의 과다 복용, 스트레스로 인한 교감신경의 과흥분과 관련되어 나타나는 생리적인 떨림이지만 지속되면 본태성진전과 같은 수전증이 될 수도 있다.

파킨슨병은 주로 예순이 넘어서 발생이 증가하지만 이전에 발병하는 경우도 있다. 진단 받기 수년 전부터 서서히 가벼운 증상들이 하나둘씩 생기기 시작한다. 처음 시작할 때는 증상이 특징적이거나 뚜렷하지 않아 파킨슨병이 시작되는 것을 알기 어렵다. 쉽게 피곤해지고 몸에 힘이 없고 팔다리, 허리가 아프거나 불편하고 기분이 쉽게 상하고 화를 잘 내거나 우울해지거나 얼굴 표정이 없고 굳어 화난 사람처럼 보이기도 한다.

또 손발이 떨리고 몸이 굳으며 행동이 느리고 말소리가 잘 안나오며 걸음걸이가 이상해지기도 한다. 식은땀을 흘리거나 소변이 자주 마렵거나 참기 힘들거나 변비가 심하게 생기거나 행동이 굼뜨거나 걸음걸이가 느리거나 팔의 움직임이 줄어들거나 발을 끌며 걷거나 하는 증상들이 생기면서 점점 심해질 수 있다.

파킨슨병 환자들은 흔히 주위 사람들로부터 행동이 굼뜨다, 느리다, 모자라다, 멍하다, 힘이 없다는 지적을 받는다. 어깨나 등이 짓눌리면서 아프고, 온몸이 굳어 불쾌감이나 통증이 잘 일어나며, 많이 진행된 경우에는 근육이 경직되어 자꾸 넘어져 다치기도 한다. 신경퇴행성 질환 중 하나여서 비교적 노인들에게서 발생하는 질병이지만, 간혹 젊은 나이에서도 발생할 수 있는 뇌질환이다.

P팀장에게는 이런 증상이 아직 없으므로 파킨슨병이 오고 있다

고 단정 지을 근거는 없다. 하지만 지금과 같은 생활방식을 바꾸지 않으면 언젠가는 어머니처럼 파킨슨병이 오고, 시간이 더 지난 후에는 파킨슨 치매가 될 가능성도 있다. 흔히 파킨슨병과 파킨슨증후군을 같은 것으로 혼동하는데, 비슷하지만 다른 병이다.

파킨슨 증상을 일으키는 병의 90퍼센트는 파킨슨병이다. 나머지 약 10퍼센트는 약물이나 혈관성(주로 백질에 작은 경색이 누적된 경우) 또는 루이바디 치매, 진행성핵상마비, 다계통위축, 피질기저핵변성 등과 같은 병으로 파킨슨 증상을 보이는데, 이를 파킨슨증후군이라 한다. 파킨슨병은 도파민이라는 신경전달물질이 부족해서 생기는 데 비해 파킨슨증후군은 도파민이 작용하는 세포가 손상되어 발생하고 치료해도 효과가 적으며 진행도 빨리된다.

파킨슨병은 알파시누클레인이라는 단백질이 뇌세포에 쌓여 루이소체를 만들고, 평균 8년쯤 지나면 파킨슨 치매가 된다. 이렇게 파킨슨병이 먼저 오고 나서 나중에 치매가 오는 경우와 달리 치매가 먼저 오고 파킨슨병이 생기는 치매를 루이바디 치매라고 한다. 두 경우 다 증상의 기복이 심하고 환시가 뚜렷하게 나타나는 특징이 있다.

파킨슨병은 나이가 들수록, 여자보다 남자에게, 가족력이 있는 경우, 제초제에 노출될 경우, 에스트로겐이 부족한 경우, 엽산이 부족한 경우, 머리를 자주 다치는 경우에 발생률이 높아진다. 더구나 요즘 유통되는 커피 종류가 워낙 다양한데, 전통 방식으로 재배한 것이 아니라 혹시 제초제를 비롯한 화학농법으로 재배한 커피라면 장기간 과다하게 마시는 것이 몸에 해로울 수 있다. 좋은 농법으로 재배한 좋은 커피라도 적당하게 마시면 파킨슨병 예방에 도움이 될 수 있지만 너무 많이 마시면 오히려 파킨슨병을 일으킬 가능성이 높아지므로 너무 많이 마시는 것은 좋지 않다.

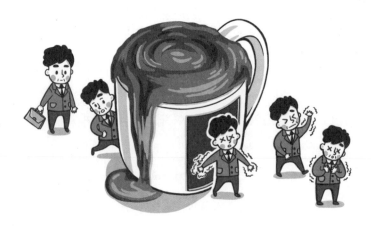

잘못된 식습관이
혈관성 치매를 부른다

혈관성 치매는 주로 혈관 질환이나 혈전 또는 혈관 내 찌꺼기에 의해 발생한다. 유전적인 경향도 있지만 대부분은 잘못된 식습관과 생활습관에 의해서 진행되는 경우가 많다.

K대표는 57세인데 겉모습은 60대 중반으로 보일 정도로 노안이다. 젊은 시절 유학 중에 입에 밴 식습관을 아직도 유지하고 있다. 아침에 일어나면 빵과 오렌지 주스 한 잔, 커피는 설탕 세 스푼을 타서 큰 컵으로 가득 마신다. 점심은 동료들과 같이 먹는 때를 제외하고는 주로 햄버거나 피자에 콜라를 곁들여 먹기를 좋아한다. 저녁에는 도시락을 시켜 먹는 경우도 있지만 밥보다 빵과 치킨에 콜라를 곁들이고 커피까지 마신다.

단것을 좋아해서 차에는 사탕이나 초콜릿이 항상 준비되어 있다. 아내를 고생시키는 것이 싫어 집에서 밥을 해먹는 일은 드물지만 나름대로 건강을 위해 간장, 된장, 고추장은 첨가물이 들어 있지 않아 좋다고 소문난 고급 제품을 사다 먹는다. 이처럼 K대표가 좋아하는 정크푸드에는 일반적으로 건강에 좋다고 알려진 항산화제, 오메가-3, 식이섬유, 비타민, 미네랄 등이 턱없이 부족하다.

입맛이야 개인차가 있지만 건강을 해치는 습관이라면 단호히 바꿀 필요가 있다. 당뇨병에 고지혈증을 앓고 약을 먹기 시작한 지 벌써 10년이 다 되어간다. 간 기능도 나쁘다. 병원에 다니면서 약으로 수치만 조절해왔을 뿐 병의 원인인 잘못된 식습관을 바꿀 생각조차 하지 않고 있다. 참으로 안타까운 부분이다.

빵, 피자, 주스, 콜라, 설탕을 넣은 커피는 당화 지수가 높아서 혈당이 급격하게 올라가고 이를 낮추기 위해 인슐린 분비가 증가된다. 과다하게 분비된 인슐린으로 인해 포도당이 세포로 흡수되고 나면 다시 혈액 속의 포도당, 즉 혈당이 떨어져 허기를 느끼므로 단것

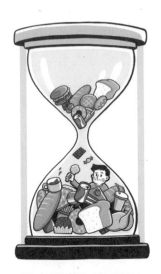

을 갈구하여 사탕이나 콜라를 자주 찾게 된다.

K대표는 당화혈색소 수치가 7.6퍼센트로 나왔다. 잘못된 식습관이 당뇨를 악화시키고 있었던 셈이다. 또한 혈당의 변화가 심해지면 고지혈증이 생기게 된다. 상황이 이런데도 치킨을 많이 먹어 고지혈증이 악화되고, 고지혈증 치료약을 치료 용량의 네 배나 먹으며 조절하다 보니 다른 사람과 달리 간 기능이 정상 한계 수치의 두 배 이상으로 높아졌다.

K대표는 나이에 비해 외모도 많이 늙어 보이지만 아마 속도 마찬가지일 것이다. 당뇨, 고지혈증, 약물성 간염이 이미 나타나고 있고, 심혈관과 뇌도 같은 연배에 비해 노화가 많이 진행되었을 가능성이 있다.

젊은 시절에는 혈압이 90/60mmHg로 낮은 편이었으나 요즘은 130/80mmHg로 조금 높은 편의 정상 혈압이다. 이렇게 혈압이 높아진 것은 고혈압이 진행되고 있는 중이며, 동맥경화도 제법 진행되었다는 증거이다. 이대로 두면 머지않아 혈압약도 추가해야 할 테고, 당뇨가 악화되어 인슐린 주사가 필요할 수도 있으며, 간경화도 걱정해야 한다.

이런 문제 외에도 심근경색이나 풍을 맞을 가능성도 높아지고, 혈관성 치매가 생길 가능성도 높다. 또한 당뇨병과 고지혈증과 동맥경화증이 심해지면 뇌졸중이 생기기 전에라도 뇌의 미세순환 장애를 일으켜 뇌가 빨리 나빠질 가능성이 높아진다. K대표는 이런 설명을 듣고는 당장 식습관을 바꾸기로 약속하고 돌아갔다.

혈관성 치매의 예방은 동맥경화, 심장 질환, 혈전을 예방하여 뇌혈관이 막히지 않게 하는 것과 동맥경화나 기형 등으로 인해 약해진 혈관이 고혈압으로 터지지 않게 예방하는 것이다.

◈ **혈관성 치매 예방법**

1. 흡연을 하지 않는다.
2. 술을 자주 마시지 않고 과음하지 않는다.
3. 운동을 열심히 하고 몸을 자주 움직인다.
4. 체중을 적절하게 유지한다.
5. 당뇨를 예방하거나 혈당 관리를 철저히 한다.
6. 고지혈증이 되지 않도록 식습관에 주의하며 음식과 운동으로 조절되지 않으면 약으로 관리한다.
7. 동맥경화를 예방하기 위해 항산화제가 풍부한 다양한 색깔의 제철 과일과 오메가-3가 풍부한 등푸른생선, 견과류 등을 즐겨 먹는다.
8. 혈압을 철저히 관리한다.
9. 심장과 혈관 질환을 철저히 관리한다.
10. 과도한 정신적·육체적 스트레스를 줄인다.

갑자기 생기는
치매도 있다

평소 건강하던 76세 Y여사는 교통사고를 당해 입원 치료를 받은 뒤 요양병원으로 옮겨 재활 치료 중이었다. 그러던 중 이상 행동을 보이기 시작했고 같은 방에서 함께 생활하던 다른 환자들이 자녀들에게 아무래도 할머니가 치매 같다고 하여 이후 치매 전문 병원에서 진단과 치료를 받았다. 약 3개월 정도 치매 치료를 받았지만 나아질 기미가 보이지 않고 오히려 점점 증상이 악화되자 다른 치료 방법을 찾던 세 딸들이 어머니를 모시고 찾아왔다.

이 환자는 혈관 치매 중 다발성 경색 치매가 생긴 경우이다. 뇌혈관에 문제가 생기면 그 혈관을 통해 혈액을 공급받던 뇌세포 역시 타격을 입는다. 이것이 결국 혈관성 치매로 이어지는 원인이 되는

데, 이때 큰 동맥이 병드는 경우가 있고 작은 동맥이 병드는 경우가 있다. 큰 동맥이 병드는 것을 다발성 경색 치매, 작은 동맥이 병드는 것을 피질하 혈관 치매라고 한다.

다발성 경색 치매는 뇌경색이 생긴 부위가 담당하던 인지기능이 갑자기 나빠지고 몇 차례 반복되어 결국 치매가 되는 특징을 가지고 있다. 비교적 큰 동맥이 단발성으로 한 번 오는 경우는 극히 드물고 두세 차례에 걸쳐 경색이 재발되면서 치매가 생기는 경우가 많아 다발성 경색 치매라고 한다.

뇌경색이 생길 때마다 갑자기 신경 증상이 나타나고, 조금 회복되어 유지하다가 다시 뇌경색이 생기면 일련의 다른 신경 증상이 갑자기 겹쳐 나타나고, 다시 조금 회복되거나 치매에 이를 수도 있다. 주로 뇌의 바깥쪽인 피질에 뇌경색이 잘 생기며 부위와 정도에 따라 증상이 다양하다. 일반적으로 교통사고를 당했을 때 신체 특정 부위를 크게 다치지 않으면 가볍게 생각하는 경우가 있는데 참으로 위험한 일이다. 반드시 뇌에 문제가 있는지 확인해야 한다.

Y여사에게 한약 치료를 시작했다. 의학에서 객관적 인식(지식)을 중요하게 생각하는 것과 달리 한의학은 주관적인 인식(지혜)을 존중하기 때문에 치매를 치료하는 한약의 정형은 없다. 치매를 이해하는 큰 틀(지식)은 같지만 치매를 바라보는 시각은 한의사 각자의 인식과 경험적인 직관(지혜)에 따라 다르기 때문이다.

무엇보다 환자의 병을 어떻게 보는가가 중요했다. '지금까지 어혈은 충분히 제거되었는가? 앞으로 어떻게 어혈의 재발을 막고 혈액순환을 잘 유지시킬 것인가? 순환장애로 충격을 받은 뇌세포를 어떻게 재활시킬 수 있을까? 유전적 취약점인 선천적 체질과 스트레스, 환경 문제, 음식, 생활습관으로 인한 후천적 체질의 변화(후성 유전학적 변이)와 그에 따른 오장육부의 허실이나 강약은 무엇일까? 하는 물음에 답이 되는 약으로 치료를 시작했다.

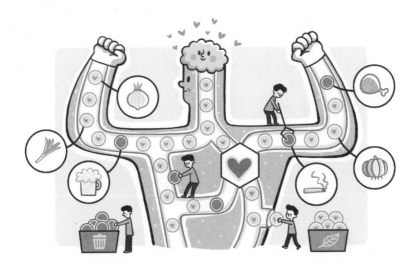

　다행히 치료를 받은 지 한 달 후부터 사위를 알아보기 시작하고, 전화기를 손에 쥐어 귀에 대주면 이해를 하는지 못하는지 알 수 없지만 어쨌든 전화기를 끝까지 들고 있어 차도가 있는 것으로 보고 치료를 계속했다.
　조금씩 상태가 호전되어 치료를 시작한 지 5개월이 지난 시점에 일상적인 생활 능력을 테스트하는 일상생활척도검사를 다시 실시했다. 처음 치료를 시작할 때는 100점 만점에 3점에 불과했었는데 5개월 만에 72점으로 향상되어 있었다. 실로 놀라운 변화였다. 이 점수의 변화는 아무리 도와주어도 스스로 일상생활을 할 수 없던 상태에서, 조금만 도와주어도 스스로 밥을 먹거나 세수와 양치질을 하거나 화장실에서 뒷일을 처리하거나 침대에서 내려오거나 걷거나 계단을 오르는 등의 일상생활능력이 크게 향상된 것으로, 뇌가 많이 회복되었다는 것을 의미한다.

혈관성 치매는 알츠하이머 치매와 같은 퇴행성 치매에 비해 비만, 당뇨, 고지혈증, 고혈압, 동맥경화증을 예방하거나 잘 관리하면 발생을 줄일 수 있고, 발생한 후에도 치료를 잘 받으면 호전 가능성이 높기 때문에 평소 예방 노력과 더불어 발병 후에도 적극적인 치료가 중요하다.

별다른 증상 없이
시작되는 치매도 있다

대부분의 사람들은 겉으로 드러나는 뚜렷한 증상이 있어야만 치매일 것으로 추정한다. 앞서 말했듯이 이는 치매에 대한 잘못된 편견으로 인한 오해이다. 기억 장애와 같은 특별한 증상 없이도 치매가 상당히 진행될 수 있다.

중견기업 대표인 P사장은 어릴 때 약골이란 소리를 듣고 자랐다. 그래서 어머니가 몸에 좋다는 보약이란 보약은 다 챙겨주고 식탁은 늘 산해진미로 가득했다. 어머니의 정성 덕분인지 체격도 건장해지고 음식도 가리는 것 없이 잘 먹게 되었다. 성인이 되어서도 각종 영양제로 건강을 챙기는 건 물론이고, 한국인은 밥심으로 산다는 생각에 매 끼니마다 잘 챙겨 먹으려고 노력했다.

P사장의 식탁에는 거의 매일 고기반찬이 빠지지 않았고, 밥도 한 그릇씩 가득 채워 맛나게 뚝딱 비워냈다. 야채를 잘 먹지 않는 대신 영양제로 보충하니 부족함이 없어 보였다. 몸에 나쁘다는 술과 담배는 아예 입에도 대지 않았다.

그런데 요즘 평소와 달리 안개 낀 듯 머리가 맑지 못하고 집중도 잘 되지 않았다. 때로는 어지럽거나 편두통이 생기기도 했다. 걱정이 되어 뇌 MRI 검사를 비롯해 종합검진을 받았다. 검사 결과는 놀라웠다. 술을 마시지 않는데도 지방간이 심하고 내장 지방이 많으며 콜레스테롤과 중성지방 수치도 높고 내당능 장애까지 있었다. 혈압도 약간 높은 편이며 머리에 아주 작은 혈관 한두 곳이 막혔던 흔적도 발견되어 열심히 운동하고 육류를 줄이고 소식하라는 권고와 함께 고지혈증 치료약과 혈전 예방약을 처방받았다.

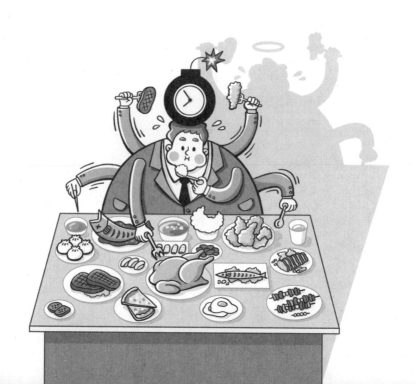

P사장은 어릴 때 약골이었기 때문에 겉으로 건장해 보이는 체격과 달리 속으로는 장기가 약하게 성장했다. 이런 이유로 인슐린 저항성이 높으며 에너지 대사가 느린 체질이 된 것이다. 남들보다 소식을 해야 하지만 오히려 잘 먹어야 건강하다는 잘못된 신념으로 몸에 불필요한 에너지를 많이 섭취해온 셈이다. 이로 인해 혈당과 혈압이 올라가고, 고지혈증과 지방간에 내장 지방 수치도 높고, 동맥경화가 생겨 심혈관 질환의 발생 위험이 증가되었다.

게다가 이미 뇌혈관이 막혔던 흔적까지 보인다고 하는데, 나머지 혈관은 괜찮을까? 아니다! MRI상에 보이지 않는다고 해서 괜찮은 것이 아니다. 이미 동맥경화증이나 죽상동맥경화증이 다양하게 생겨 있을 가능성이 높다.

혈관의 내피 안쪽에 주로 콜레스테롤로 구성된 죽종이 만들어져 혈관 속이 좁아진 것을 죽상동맥경화증이라 한다. 죽종은 동맥의 벽에 세포 부스러기나 콜레스테롤과 지방산 등 다양한 결합 조직이 쌓여 커진 것을 말한다. 동맥이 막히는 주된 원인이 되며 콜레스테롤 수치가 높은 것과 관련이 많다. 철저하게 관리하지 않으면 또 다른 혈관들이 막히면서 점점 뇌가 나빠지고 결국 치매가 될 수 있다. 작은 동맥 중에서도 혈압이 높은 곳에 잘 발생하므로 피질하 혈관 치매의 발생 가능성이 높아질 수 있다.

피질하 혈관 치매는 초기에 경색의 크기가 작고 겉으로 나타나는 특별한 증상이 없어서 무증상 치매라고도 한다. 무증상이라고 하지만 경색이 조금씩 누적되면 평소와 달리 머리가 맑지 못하고 아프거나 무겁거나 띵하거나 머리가 잘 돌지 않는 느낌이 들고 피곤한 증상이 있을 수 있다. 치매로 진행되어도 초기에는 기억 장애가 심하지 않다.

혈관성 치매는 대부분은 잘못된 식습관과 생활습관으로 인한 경우가 많다. 건강에 좋은 음식을 먹는 것도 중요하지만 오히려 너무 잘 먹고 많이 먹는 것이 문제를 일으킬 수 있다. 약간 부족한 듯 먹고 육류와 곡류를 줄이는 것이 좋다. 야채를 충분히 먹고 제철 과일도 조금씩 매일 챙겨 먹으면 각종 영양제를 챙겨먹는 것보다 오히려 건강에 도움이 된다. 물론 에너지 소모를 위해 운동도 열심히 해야 한다.

걸음이 느려진 게
나이 탓만은 아니다

72세 K여사는 모 대학병원에서 정상압 수두 치매 진단을 받고, 한 달 뒤 다시 검사하여 호전되지 않으면 수술을 받기로 했다. 수술 날짜까지 시간이 남아 있어 그 사이에 먼저 한약으로 치료해보고 싶다며 찾아왔다.

얼마 전부터 머리가 많이 아프고 속이 니글거리기도 하며 눈꺼풀에 힘이 없어서 사람이나 물건을 똑바로 쳐다보기가 힘들었다. 뿐만 아니라 감정도 둔해지고 얼굴 표정도 굳어지고 활동도 많이 위축되어 짜증이 늘었다. 예전처럼 정신이 맑지 못하고 이치에 맞거나 논리적인 표현을 제대로 하지 못하고 말까지 어눌해졌다. 기억력이 떨어진 것은 물론이고 일에 집중하거나 일상생활을 꾸려갈 수 있는 능력도 점점 떨어졌다.

머리나 척추의 척수(등골)처럼 중요한 중추신경은 한 번 손상되면 거의 재생이 되지 않는다. 중요한 신경들이 손상되지 않도록 철저히 보호해야 하는데, 뇌척수액이라는 물이 뇌와 척수를 보호하는 역할을 한다. 우리 뇌는 단단한 두개골 안에서 뇌척수액 속에 떠 있는 것과 같은 상태로 있어 뇌가 두개골에 눌리지 않고 외부 충격에 대해서도 완충 공간을 가질 수 있다.

척수액은 정맥동이라는 경막의 정맥으로 흡수되어 혈관으로 들어가는데, 정상 범위로 유지되어야 하는 척수액의 생산이 과하거나 흡수가 덜되거나 통로가 막히면 뇌척수액이 뇌를 압박하여 '뇌수두증'이 생긴다. 정상 압력 상태에서 일어나서 '정상압 수두증'이라 하는데, 압력이 늘어나지 않은 만큼 부피가 늘어나서 뇌실이 커진다.

뇌실이 천천히 커지면서 뇌압에 영향을 적게 주어 뇌압이 상승할 때 나타나는 심한 두통이나 구토 같은 증상은 약하지만 뇌실이 팽창하면서 주위 조직이 압박되거나 손상되면서 걸음을 걷기가 어렵고 소변을 못 가리거나 치매 증상이 발생할 수 있다.

이 환자의 경우도 처음 방문했을 때에는 제대로 걸을 수조차 없어 남편과 딸이 각각 한쪽씩 부축하고 다리를 질질 끌다시피 하면서 들어왔다. 입가에 흰 거품이 묻어 있고 입에서는 악취가 나고 소변을 가리지 못해서 지린내가 진동을 했다. 얼굴은 부어 있고 검은 피부는 매우 거칠어 보였다.

이 환자는 머리를 다치거나 뇌수막염을 앓거나 뇌졸중이나 뇌

종양 같은 뇌수두증의 원인이 될 만한 병을 앓은 적이 없다고 했다. 오히려 오랜 시간 타국에 나가 선교 활동을 하면서 영양 부족이나 육체적 피로가 누적된 것이 병을 일으켰을 가능성이 많아 보였다. 체력이 고갈되었고, 육체적·정신적 스트레스로 부종이 발생하고 독소도 많아졌으며, 혈전이나 병든 혈액으로 인한 어혈이 병의 원인으로 분석되어 그에 맞는 치료를 시작했다.

한 달간 열심히 약을 복용한 후에 증상은 완전히 회복되었지만 수두증이 남아 있으면 수술을 받아야 할 수도 있었다. 다행히 검사 결과 수두증도 사라져 수술을 받을 필요가 없어졌다.

노인성 치매 중 근본적인 원인 치료가 가능한 것이 있는데, 그 중 대표적인 것이 정상압 수두 치매이다. 간혹 파킨슨병이나 알츠하이머 치매로 잘못 진단되는 경우도 있지만, 정상압 수두 치매는 70세 이상 노인 100명 중 2명에서 볼 수 있는 비교적 흔한 병이다. 수술로 완치가 가능하지만 때로는 약으로 완치되는 경우도 있다.

걸음이 느려지거나 보폭이 좁아져서 자신도 모르게 종종걸음을 치거나 평지를 걷다가도 중심을 못 잡아 넘어지는 일이 있다면 정상압 수두 치매를 의심해보아야 한다.

4장
지나칠 수 없는 신호

정신적인 충격이
뇌 건강을 해친다

스트레스가 모든 병의 근원이라는 말이 있다. 또 적절한 스트레스는 오히려 뇌에 활력을 준다고 한다. 어떤 주장이 맞는 것일까? 결론적으로 말하자면 둘 다 맞는 말이다. 적당한 스트레스는 뇌 건강에 도움이 된다. 다만 스트레스가 독이 되는 경우는 감당하기 벅찰 정도의 '과도한' 스트레스이다. 동일한 조건에서 받는 스트레스도 누군가에게는 활력이 되고 누군가에게는 독이 될 수 있다.

중견 기업을 운영하는 50대 중반의 S대표는 몇 달 전 교통사고로 급작스레 아내를 잃었다. 누구보다 헌신적이었고, 살뜰하게 S대표를 챙겨주던 아내를 하루아침에 떠나보내려니 상실감이 너무 컸다. 아직 대학에 다니고 있는 두 아들을 생각해서 어떻게든 힘을 내

보려 했지만 좀처럼 기운이 나지 않았다. 맥이 빠지고 머리가 텅 빈 것 같으며 일이 손에 잡히지 않고 갈피를 잡을 수 없었다.

엎친 데 덮친 격으로 관련 업계의 경기 악화로 회사마저 위기에 처했다. 이전 같았으면 어떻게든 이겨내려고 발버둥 쳤겠지만 감당하기에 벅찬 시련을 극복하지 못하고 결국 회사마저 부도가 나고 말았다. 충격에 빠진 S대표는 극심한 불면증에 시달리다 병원을 찾았다. 처방받은 약을 먹으며 버텨보았지만 점차 기력이 쇠해지고 우울감이 극에 달했다. 병원 검사에서는 별다른 이상이 없다고 하는데도 증상은 점점 더 심해졌다.

S대표처럼 스트레스를 심하게 받으면 머리가 나빠질 수 있다. 스트레스를 받으면 스테로이드 호르몬과 노르에피네프린 같은 물질이 많이 분비되고 인슐린저항성이 증가되는 등 여러 가지 이유로 뇌 기능이 떨어지게 된다. S대표가 겪고 있는 무기력증, 집중력 저하, 사고력 저하, 일 처리 능력의 저하는 물론 불면과 우울증도 뇌기능이 떨어져서 오는 증상이다.

뇌기능이 저하된 것이나 뇌세포가 스트레스로 약해진 것은 검사를 해도 잘 나타나지 않는다. 하지만 검사 결과가 괜찮다고 해서 뇌에 아무런 문제가 없는 것은 아니다. 이런 뇌기능 저하가 오래 지속되면 뇌가 많이 손상되고 유능했던 사람이 무능해지기도 한다. 상황이 빨리 정리되면 완전하게 회복할 수도 있지만 이전에 스트레스를 심하게 받았던 뇌세포는 세월이 지나면서, 즉 나이가 들면서 스트레스를 겪지 않은 세포들에 비해 상대적으로 빨리 나빠질 수 있다.

비유하자면 지진이 지나간 곳에 균열이 생기고 지반이 약해지듯 머리의 외상과 마찬가지로 심한 스트레스도 뇌세포를 약하게 만든다. 이를 뒷받침하듯 중년에 심한 스트레스를 경험한 여성들은 노년이 되면서 치매 발생률이 65퍼센트 증가되었다는 연구 결과도 있다. 심한 스트레스를 오랫동안 반복해서 받으면 치매에 걸리지 않아도 머리가 상당히 나빠져 삶의 질이 떨어질 수 있다.

우울증도 가볍고 짧게 지나가면 아픈 뒤 몸이 상쾌해지는 것처럼 오히려 기분이 좋아질 수 있으므로 약간의 우울감이 꼭 나쁘다고 할 수는 없다. 하지만 배우자를 잃는 등 상실감으로 인한 장기간의 심한 우울증은 오래 방치하면 치매로 이어질 수 있다. 영양 부족으로 혈류가 느려지고 뇌세포의 부종을 일으켜 뇌세포의 수명을 단축시킨다. 피의 흐름이 느려지면 혈전이나 찌꺼기가 많이 엉기고 그로 인해 치매가 생길 수 있다.

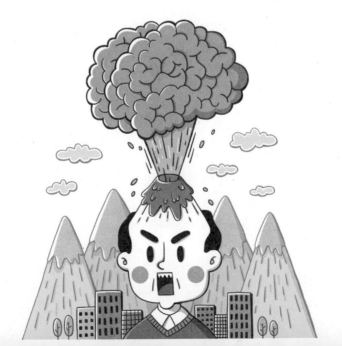

S대표는 지금 겪고 있는 고통으로부터 빨리 벗어나는 것이 중요하다. 시간이 흘러 힘든 시기가 지나가고 겉으로 보기에는 멀쩡하게 회복된 것처럼 보여도 안심해서는 안 된다. 겉으로 멀쩡해 보이는 것과 달리 뇌는 많이 약해졌을 수 있기 때문이다. 이미 부서져서 사라져버린 뇌세포도 문제지만 남아 있는 뇌세포도 스트레스에 시달리면서 약해져 있으므로 장차 문제가 될 가능성이 매우 높다. 적극적으로 치료하여 회복하지 않으면 뇌세포가 빨리 부서지면서 뇌의 예비능이 적어지고 뇌가 나빠지는 증상이 빨리 나타날 수 있다.

골치가 아프면
뇌세포가 부서진다

흔히 일이 해결되지 않아 곤란하거나 막막할 때 "골치 아프다"라는 표현을 쓴다. 인생을 골치 아프지 않게 사는 것은 매우 중요하다. 골치가 아프게 되는 원인은 '나'한테 있다. 하고 싶은 것이 있고, 해야 되는 것이 있고, 그 일에 집착하고 있기 때문이다. 집착을 내려놓아야 한다. 그렇다고 포기하라는 말은 아니다. 당연히 일을 관철시키고자 최선의 노력을 다해야겠지만 최선을 다하되 결과에 집착하거나 연연하지 말라는 것이다. 집착하고 연연한다고 해서 결과가 뒤집어지거나 안 될 일이 되지는 않는다. 연연하면 연연할수록 골치만 아플 뿐이다. 골치가 아프면 뇌세포가 부서진다.

Y씨는 사람들로부터 천재이자 괴짜라는 소리를 듣고 산다. 하

지만 이 소리는 본인이 제일 듣기 싫어하는 말이기도 하다. 자신은 그저 작은 원칙도 중요하게 생각하며 최선을 다해 사는 사람일 뿐이라고 한다. 그는 원칙을 중요하게 생각하면서 하는 자신의 행동을 이해하지 못하는 사람들이 자신을 괴짜라고 하고, 최선을 다해 얻는 놀라운 결과물을 그저 천재성 때문에 공짜로 얻는 것으로 여긴다고 한다. 남들이 아무렇지 않게 생각하고 던지는 말이나 행동으로 인해 상처를 받지만 정작 본인은 상대의 소소한 감정까지 배려한다. 마음이 여리고 예민한 사람이다.

이렇게 예민한 사람이 요즘 하는 일이 제대로 되지 않아 골치가 아프다. 자신이 도와주고 있는 사람들이 무지하고, 때로는 전문가인 본인의 의견을 무시하는 행동도 서슴지 않는다. 화가 나서 도와주는 것을 그만두고 싶은 생각도 들지만 자기가 아니면 이런 공적인 일이 제대로 진행되지 않을 것이 너무도 뻔하여 이러지도 저러지도 못하고 있다. 그는 득도한 사람도 아니고 도를 닦는 사람도 아니다.

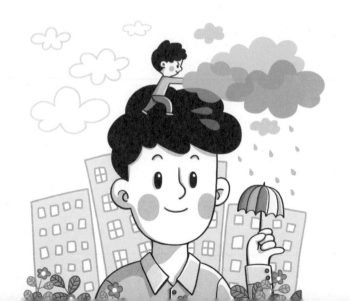

집착하지 말고 연연하지 말자고 생각하지만 그리 쉬운 일이 아니다. 결국 어떤 방법으로든 풀어야 하는데, 술을 좋아하니 술을 마시면서 스트레스를 푼다. 스스로 원칙을 지키고 최선을 다해 살지만 소소하게 입는 마음의 상처와 골머리 아픈 것을 술로 달래는 것이다. 하지만 결코 좋은 방법이 아니다.

　마음의 상처가 커지면 가슴이 아프고, 하는 일이 마음대로 풀리지 않으면 골머리를 앓는 경우가 많다. 정도가 심하여 골치가 아프거나 골머리가 패면 실제로 뇌세포도 팬다. 하지만 뇌는 한없이 팰 수 있는 것이 아니라 한계가 있는 유한한 것이다. 그렇다고 술로 푸는 것은 오히려 건강에 좋지 않다. 술 자체가 일시적으로 골을 덜 패게 해줄지는 몰라도 근본적으로는 골을 약하게 만들기 때문에 술로 푸는 것이 반복되면 시간이 흐른 후 훨씬 더 많은 뇌세포를 패이게 한다.

　골치가 아픈 것은 머릿속에 독소가 많이 생기는 것이고, 독소는 활성산소로 작용하여 뇌세포 손상의 원인이 된다. 연연해하거나 집착하는 것은 용을 쓰는 것이므로 혈관이 수축되어 순환장애도 일으킨다. 또한 저산소증과 영양 부족이 생기고 독소의 배출도 잘 안 되어 베타아밀로이드가 쌓이게 된다. 용을 쓰면 에너지 소모가 증가되면서 세포 내에 있는 타우단백이 과하게 인산화되고 결국 제자리에서 이탈하여 엉기게 된다. 많이 엉기면 뇌세포는 부서진다. 즉 빨리 나빠지는 것이다. 그러니 골치 아프게 살지 말자.

　벤처 기업을 이끄는 50대 초반의 K회장도 몸이 예전과 같지 않음을 느낀다. 개발하고 있는 제품의 시장 호응이 생각보다 신통치 않고, 은행은 물론 처가나 지인들로부터 빌린 돈을 갚을 길이 막막하다 보니 하루 종일 가슴이 답답하다. 건강이 받쳐주었을 때는 배운 대로 정직하고 성실하게 살고 있다고 자부해왔다. 하지만 최근에는 심한 두통과 소화 장애와 한 번도 경험해 보지 못했던 변비로 배가 빵빵해지고 짜증까지 많아졌다. 별것 아닌 일에도 자꾸 화를 내어 가족이나 직원들이 눈치 보기에 바쁘다.

그러다 보니 일의 능률이 떨어진 지 이미 오래되었고, 하루 종일 정신없이 일한 것 같은데 무엇 하나 제대로 끝낸 것이 없다. 오후 5시쯤 되면 머리에 석회를 뿌려 놓은 듯 하얗게 되는 느낌에 몸이 말을 듣지 않고 아무것도 할 수가 없다. 이러다 무슨 일이 생기지 않을까 하는 두려움이 떠나지 않고 선잠을 자기 일쑤이다. 얼마 전부터 잠자는 도중에 다리와 팔이 저려 종합병원을 찾았다. MRI와 MRA를 비롯한 중풍 검사와 치매 검사까지 받았으나 별다른 이상이 없고 스트레스로 인한 증상이라는 진단을 받았다. 일을 줄이라는 이야기와 편두통에 대한 처방을 받고, 치매는 아니지만 유전인자가 양성이니 특별한 일이 없으면 2년 뒤에 다시 오라는 이야기뿐이다.

일을 줄일 형편이 되지 않고 약도 몇 번 복용하고는 속이 쓰려서 그만두는 바람에 병이 나을 기미가 보이지 않는다. 모든 것이 귀찮고 자신감도 없어지고 기억력도 많이 나빠져 일을 제대로 할 수 없고 앞으로 어떻게 헤쳐 나가야 할지 종잡을 수가 없다. 등산이 좋다는 말에 억지로 시도해보지만 힘에 부치고 그나마도 시간이 허락

해주지 않는다.

흔히 듣는 이야기이다. 사업을 하는 대부분의 사람들이 겪는 고통이 아닐까 한다. 돈을 벌려는 것보다 '어떻게 하면 빚이라도 갚을 수 있을까?' 하는 고민에 자신의 건강을 돌보지 못하는 딱한 사업가들을 많이 본다. 문제는 빚을 갚고 여생 동안 돈 걱정하지 않아도 될 만큼 돈을 벌어도 그동안 몸과 머리를 혹사한 상처는 아물지 않는다는 것이다. 특히 머리는 재생이 되지 않으므로 과거로 돌아갈 수 없다.

K회장처럼 머리가 하얗게 되는 느낌이 오는 것은 뇌의 혈류순환이 부족해서 생기는 증상이다. 과도한 두뇌의 사용은 스트레스 호르몬 분비가 많아지고 혈관을 수축하여 혈류 순환이 부족해지고 뇌기능이 떨어지며 뇌가 하얗게 되는 느낌을 들게 할 수 있다. 이러한 혈류 부족 현상은 뇌세포를 약하게 만들고, 과도한 뇌세포의 활동으로 활성산소도 많이 발생시킨다. 세포 밖에는 베타아밀로이드와 같은 독성 찌꺼기가 많이 생기고, 세포 내부는 미소관을 안정시키고 수축시켜주는 타우단백 인산화가 일어나 찌꺼기로 쌓이게 된다. 결국 뇌세포가 약해지고 빨리 부서져 점점 머리가 나빠지고 사업을 끌고 갈 능력이 저하되어 젊은 나이에 치매 환자가 될 수도 있는 것이다.

뇌를 혹사시키지 않는 것이 무엇보다 중요하지만, 일이 끝난 뒤 뇌가 충분히 회복할 수 있도록 휴식을 취하는 것도 중요하다. 더 중요한 것은 뇌의 회복을 돕는 예방 치료를 정기적으로 받는 것이다.

스트레스는
두 얼굴을 가지고 있다

    A그룹의 K팀장은 국제 유가 하락 이후 수개월째 하루하루 살 얼음판을 걷고 있다. 구조 조정과 인수 합병 등으로 A그룹뿐만 아니라 관련 산업체 전반이 흔들리고 있고, 누군가는 남아야 하고 누군가는 떠나야 하는 치열한 치킨 게임 속에서 K팀장은 자신이 살아남는 것은 물론 자신이 이끌고 있는 팀도 살려야 한다는 책임감과 부담감으로 극심한 스트레스에 시달리고 있다.

    50대 중반을 넘어서고 있지만 이제껏 사회생활을 하면서 한 번도 경쟁에서 밀려본 적이 없고, 그러기 위해서 누구보다 열심히 최선을 다해 노력하며 살아왔다. 바쁜 와중에도 건강하고 활력 넘치는 생활을 이어왔고 끊임없이 새로운 도전으로 자기계발에도 힘써 왔다.

그러나 최근 들어 몸에 이상을 느끼기 시작했다. 머리가 무겁고 아프기도 하지만 어지럽거나 속이 니글거릴 때도 있다. 잠도 잘 오지 않아 밤새 뒤척이다 일어나면 몸이 무겁다. 이런 날이 계속되다 보니 일을 해도 집중이 되지 않고 멍하거나 무기력해지기도 한다.

도가 지나친 스트레스가 K팀장을 병들게 하고 있다. 과도한 스트레스가 만병의 근원이 되지만 반면에 스트레스가 너무 없어도 병을 일으키거나 사람을 죽게 만들 수도 있다. 스트레스와 관련하여 유명한 일화가 있다. 아마존 열대어를 미국으로 수송하였더니 모두 죽어 있었다고 한다. 해결책으로 이 열대어를 잡아먹고 사는 천적을 같은 수조에 넣고 옮겼더니 몇 마리는 잡아먹혔지만 이전에 비해 죽은 열대어가 거의 없었다고 한다. 열대어가 천적에게 잡아먹히지 않으려는 노력이 열대어를 생존하게 만들었던 셈이다.

사람도 마찬가지다. 스트레스가 전혀 없으면 늘어지고 우울증에 걸리고 약하게 도태되어 병들고 만다. 예전의 부자들은 가난한 사람들보다 훨씬 잘 먹고 좋은 환경에서 편안하게 살았지만 오래 살지 못했다. 주된 이유 중 하나가 변화와 긴장이 없고 너무 단순하게 살아서 스트레스가 부족했기 때문이다. 반대로 현대인이 오래 살게 된 이유 중 하나는 스트레스가 많고 복잡한 사회를 살아가기 때문이다.

이처럼 스트레스는 두 얼굴을 가지고 있다. 동일한 조건의 힘든 상황이어도 받아들이기에 따라 나쁜 스트레스로 작용할 수도 있고 생활의 활력으로 작용할 수도 있다. 스트레스가 적당히 있을 때는 아드레날린이 조금 많이 분비되어 혈액순환과 뇌기능이 항진되면서 활력적인 삶과 건강을 가져다준다. 반면에 스트레스가 심할 때는 아드레날린이 과다하게 분비되고 혈관이 심하게 수축되어 오히려 뇌의 혈액순환이 나빠진다. 이런 이유로 뇌기능이 떨어지고 뇌부종이 생겨 K팀장이 겪고 있는 상황과 같이 뇌 건강에 문제를 일으킨다.

과도한 스트레스는 혈액순환의 문제와 더불어 활성산소에 의한 뇌 손상과 독성 단백질을 세포 내외에 쌓이게 만든다. 물론 이로 인해 당장 머리가 나빠지지는 않겠지만 시간이 흐르면서 계속 누적되면 머리가 점점 빨리 나빠지게 된다.

스트레스를 받으면 앞뒤 가리지 않고 무조건 화부터 버럭 내는 사람들이 있다. 주변 사람들이 힘들어하는 것도 알고 자신의 모습이 괴물 같다는 생각도 들지만 이미 스스로 컨트롤할 능력을 잃었고, 화조차 내지 못하면 미쳐버릴 것만 같다. 스트레스가 골수에 박힌 것이다.

스트레스가 쌓이면서 신체 증상이 생기는 과정을 한의학에서는 '기氣의 분화分化'라고 하는데, '스트레스로 인해 신체의 병이 생기는 과정'쯤으로 이해하면 된다. 스트레스의 한의학 용어는 기가 체한 상태인 기체氣滯라 할 수 있다. 기가 분화되는 과정은 기체가 심해지면 습濕이 생기고, 습은 담痰을 발생시키고, 담은 열熱을 발생시키며, 열은 풍風을 일으킨다.

스트레스가 심하면 피가 잘 돌지 못하여 부종, 즉 습이 생기고 머리나 몸이 무거워진다. 부종이 오래되어 독소나 염증 같은 물질로 바뀌게 되는 것을 담이라 한다. 우리 몸이 만성 스트레스를 만성 염증으로 인식하고 각종 비정상적 면역 반응을 일으키는 것이 담이다. 담에 의한 증상은 다양하다. 편두통, 신경섬유통, 류머티스관절염, 천식, 알러지, 위궤양, 니글거리거나 어지러운 증상 등 다양한 면역 질환을 일으킬 수 있다.

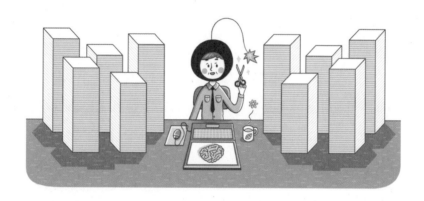

담을 없애려는 염증 반응으로 몸에 열감이 생기거나 신경이 민감해지는 것을 열이라 한다. 여기저기 아프거나 목이 마르고 열 받기 쉬우며 얼굴이 달아오르거나 가슴이 뛰거나 잠을 이루기 어렵다. 열이 심해지면 풍을 발생시키는데, 이때의 풍은 뇌졸중 같은 진짜 중풍인 진중풍이 아니라 중풍과 유사한 신경학적인 발작이나 감정의 폭발이 일어나는 것을 의미하기 때문에 유중풍이라 한다.

문제는 이러한 일들이 반복되고 진행되면 유중풍이 진중풍이 되거나 뇌세포가 많이 손상될 수 있다. 화를 잘 내면 주로 전두엽의 충동억제기능이 손상되기 쉽고 성격이 바뀌거나 전두엽 치매로 가기 쉽다. 보통 저혈당이 있으면 화를 잘 내게 된다. 화를 내고 나면 일시적으로 혈당이 올라가고 기분이 좋아지기 때문이다. 전두엽의 기능도 혈당의 영향을 많이 받는다.

스트레스가 골수에 박힌 사람에게는 스스로 괴물이 되지 않으려는 노력이 필요하다. 먼저 피곤해도 카페인이나 각성제에 의존하면 안 된다. 식사를 규칙적으로 해야 하고 혈당의 변화를 잘 일으키는 당화지수가 높은 음식, 예를 들면 밀가루, 음료수, 달콤한, 과일, 엿, 꿀, 설탕 등을 가급적 자제해야 된다. 인스턴트식품이나 염장식품은 칼륨이 높아 흥분을 잘 일으킬 수 있다. 달지 않은 과일과 신선한 채소류가 좋고 국화차, 죽엽차, 연잎차와 같이 마음의 안정을 주는 차도 도움이 된다.

증상은 비슷해도
치료약은 다르다

중소기업체를 운영하고 있는 40대 후반의 P대표는 지난 한 해가 참으로 힘겨웠다. 주변 사람들에게 에너자이저로 불릴 정도로 지칠 줄 모르고 회사 일은 물론 운동도 열심히 해왔는데, 언제부터인가 쉽게 피로해지고 몸이 나른하여 잠을 자고 일어나도 상쾌한 느낌이 없고 원인을 알 수 없는 두통도 지속되었다. 스트레스 때문이려니, 나이 들어 그런 거려니 싶다가도 업무에까지 영향을 미치니 큰병에 걸린 건 아닌지 걱정되었다. 기억력도 눈에 띄게 약해지고 집중력도 떨어져 그동안 열심히 해오던 운동조차 하기 싫어졌다. 1년 가까이 피로에 시달리면서도 회사 일을 계속 해오다 보니 면역력도 떨어졌다. 평소 감기에 잘 걸리지 않는 편이었지만 지금은 감기에 걸린 지 한 달 이상 되었는데 나을 기미가 보이지 않는다. 만성피로 증후군이다.

만성피로증후군은 특별한 이유나 원인 질환 없이 6개월 이상 일상생활에 심각하게 장애를 일으킬 정도로 피로감이 지속되는 경우를 말한다. 원인이 뚜렷하지는 않지만 P대표처럼 처절할 정도로 쉼 없이 살다 보면 우리 몸의 항상성이 깨지게 마련이다.

고무줄이나 용수철을 적당히 당기면 제자리로 돌아가지만 일정 범위를 넘으면 탄력을 잃어버리는 것과 마찬가지다. 항상성이 깨지면 지금까지 억지로 힘든 상황을 용케 지탱해오던 자율신경 내분비 면역 기능이, 탄력이 사라진 고무줄처럼 되어 제대로 작동하지 못한다. 이로 인해 각종 신체 증상을 일으키고 특히 뇌의 기능을 전반적으로 떨어뜨린다.

뇌기능이 떨어지면 피로감은 물론 기억력과 집중력이 떨어지고 판단력이 흐려지며 매사 귀찮고 우울하여 성격과 정신 상태도 바뀌게 된다. 잠을 못 이루거나 잠에 빠져버릴 수도 있다. 속이 니글거리거나 어지러울 수도 있고, 짜증 낼 기력조차 없어지거나 움직임이 둔해지거나 반응이 느려지기도 한다. 이외에도 신체적 증상으로 온몸이 두들겨 맞은 것 같은 섬유신경통이나 관절통, 근무력증, 식욕 저하, 소화 장애, 복통, 설사, 변비 등을 동반하는 과민성대장증후군이 생기거나 식은땀을 흘리거나 성욕이 사라지기도 한다.

P대표에게 제일 필요한 것은 무엇보다도 적당한 휴식이다. 각종 신체 증상에 대한 치료도 필요하지만 인지행동 치료와 운동을 단

계적으로 강화하여 체력을 회복해야 한다.

만성피로증후군을 전통적인 말로 표현하면 '골병이 든 상태'이다. 골병을 치료하는 데는 정양, 즉 휴식과 보약이 필요하다. 보약에는 만나면 반갑고 좋은 기운을 주는 사람과 수다를 떠는 것이나 여행을 떠나는 것도 있다. P대표처럼 시간과 담을 쌓고 사는 사람에게는 잠깐의 낮잠도 보약이 된다. 이런 시간조차 낼 수 없다면 음식으로 대신할 수 있다. 기가 허할 때는 인삼과 황기가 들어간 삼계탕 종류, 두통이나 머리가 흥분이 되어 있을 때는 연잎차, 죽엽차, 솔잎차와 같이 과한 흥분을 진정시키는 차, 속이 니글거리고 어지러운 증상이 있을 때는 버섯차, 귤껍질차, 생강차, 유자차가 도움이 된다. 증상이 매우 심한 골병 상태라면 보약이 필요할 수도 있다.

45세 K부장은 업무의 특성상 스트레스가 심하고 수면이 일정하지 않다. 쉬는 날 충분히 자고 일어나도 제대로 잔 것 같지 않고 하루 종일 피곤하다. 피곤을 쫓으려 커피를 많이 마시다 보니 저녁에는 오히려 정신이 들어 잠을 이루기가 힘들고, 잠을 자더라도 깊게 잠들지 못하고 자주 깬다. 그러니 낮에는 졸리고 피곤하고 하루 종일 머리에 안개가 낀 듯 무겁고 업무 능력도 많이 떨어진다. 잘 걸리지 않던 감기도 떨어지지 않고, 올해부터는 안 입던 내복도 입고 다니기 시작했다. 입맛도 떨어지고 소화도 잘 안되고 속이 니글니글하여 짭짤한 것을 좋아하는 식성으로 바뀌었다. 저녁때가 되면 저혈당 증세가 나타나서 가슴도 두근거리고 어찔하고 진땀도 나고 별것 아닌 일에도 화를 잘 낸다. 성욕도 사라진 지 오래다. 결국 병원에서 부신기능실조증이라는 진단을 받았다.

만성피로증후군과 부신기능실조증은 원인과 나타나는 증상이 거의 비슷하지만 같은 병은 아니다. 만성피로증후군은 피로의 원인 질병이 뚜렷하지 않고 여러 가지 기능 저하가 합쳐져 나타난다. 부신의 기능이 정상인보다는 약간 떨어져 있지만 부신기능저하증을 일으킬 정도가 아니며 부신호르몬을 투여해도 증상이 좋아지지 않는다. 자율신경과 면역 기능의 저하와 함께 내분비 기능이 전반적으로 약해진 상태지만 일반적인 검사로는 나타나지 않는 경우가 많다.

반면 부신기능실조증은 부신의 기능이 뚜렷하게 나빠진 상태이다. 물론 부신기능실조증도 초기에는 일반적인 혈액 검사로는 진단되지 않고 만성피로증후군이나 우울증 또는 갑상선기능저하증과 구별이 잘 안 된다.

정신적·육체적 스트레스가 심하면 스트레스를 이기기 위해 에너지 생산을 늘려야 하는데, 부신에서 만들어지는 코티솔이 이를 일차적으로 담당한다. 인슐린을 늘리고 세포 내부로 포도당이 많이 들어가게 만들어 에너지 생산을 늘린다. 늘어난 에너지는 자율신경계, 면역계, 내분비계의 기능을 강화하여 스트레스를 이겨낸다. 초기에는 이렇게 늘어난 에너지로 인해 오히려 활력이 충만한 사람처럼 보일 수도 있다. 문제는 이런 힘든 상태가 오래 지속되면 지탱해주던 코티솔의 재료가 부족해지고 코티솔을 대신해 에피네프린과 노르에피네프린을 많이 생산하여 교감신경이 흥분하게 된다. 바로 용을 쓰는 상태가 되는 것이다. 이렇게 용을 쓰다 지치면, 즉 코티솔뿐만 아니라 카테콜아민까지 부족해지면 탈진하고 거기서 더 진행되면 심장과 혈관이 붕괴되면서 과로사와 같은 위험한 상황에 이를 수도 있다.

먼저 충분한 휴식과 수면이 필요하다. 때 맞춰 잘 먹고 스트레스를 풀고 스트레스의 원인을 제거해야 한다. 명상이나 복식호흡도 도움이 된다. 병이 진행되면 소화 기능이 쉽게 약해지므로 음식을 잘 가려서 먹어야 되고, 커피나 카페인이 든 음료나 탄산수 등 당분을 줄여야 한다. 당분이 적은 과일과 식이섬유가 풍부한 채소와 곡류가 좋다. 부신이 약해지면 수액과 전해질이 부족해지므로 소금이나 간장을 조금 넣은 물을 충분히 자주 마셔야 한다. 사골, 해조, 해초, 버섯, 마, 산수유, 지황, 알로에, 발효 식품 등이 회복에 도움이 된다.

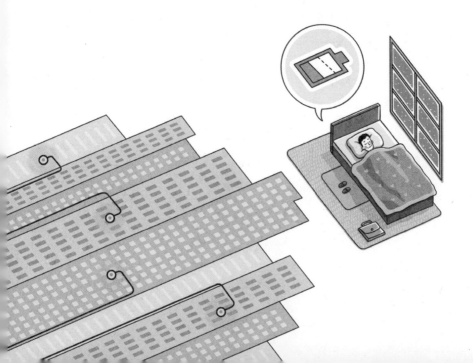

수면 장애를
가볍게 지나치지 말라

저녁에 과하게 운동을 하거나 집중하여 일을 하면 머리가 각성되어 잠을 잘 이루지 못하는 경우가 있다. 술을 마시다 시간이 지나 술이 깨면 잠이 오지 않는 경우도 있는데, 모두 교감신경 과흥분 때문이다. 커피나 녹차, 홍차 등 카페인이 들어 있는 식품은 당연히 멀리해야 하는데, 인삼이나 황기와 같이 양기를 보하는 한약은 잠을 잘 자게 하는 경우도 있지만 오히려 잠을 설치게 하는 경우도 있으므로 주의해야 한다.

중소기업을 이끌어가고 있는 52세 N씨는 요즘 불면으로 고생 중이다. 요즘 들어 불황에다 정치적 불안정이 겹치면서 사업을 시작한 지 15년 만에 처음으로 직원들 급여를 제때 지급하지 못하고 있다. 여장부라는 소리를 들을 정도로 활달하고 시원시원한 성격의 그녀는 폐경 증상으로 얼굴이 달아오르고 가슴이 뛰고 화가 잘 나고 잠도 설쳤으나 호르몬 치료를 받고부터는 비교적 큰 고통 없이 잘 지내왔다.

하지만 요즘 들어 스트레스가 심해졌는지 약도 잘 듣지 않고 특히 밤에 잠이 오지 않아 낮에 사무실을 지키기도 벅차다. 졸리고 피곤하고 일에 집중하기도 힘들고 퇴근할 때 졸음운전을 하며 어떻게 집으로 왔는지 기억이 잘 나지 않을 때가 많다. 저녁을 대충 챙겨먹고 샤워한 뒤 조금 졸리는 기운이 있어 드라마를 보면서 잠을 청해보지만 오히려 머리가 말똥말똥해지고 졸리던 기운이 달아나 버린다. 우여곡절 끝에 잠이 들어도 깊이 잠들지 못하고 자꾸 중간에 깨고 나면 아침에 잔 것 같지도 않고 하루 종일 컨디션이 좋지 못하다. 악순환이 반복되는 것이다.

갑상선 이상이나 혈압, 당뇨는 없지만 폐경 후부터 고지혈증 약과 호르몬 약을 복용 중이다. 우울증 같은 신경정신 질환이나 다른 신체 질환은 없다. 잠자리가 불편하거나 오래 누워 있다고 허리가 아파서 못 잘 정도도 아니고 남들처럼 잠잘 시간도 없이 바쁘게 사는 것도 아니다. 단지 나이가 드는 것과 자금 압박 외에 크게 이유가 될 만한 것이 없다. 운동이 좋다는 이야기를 듣고 저녁에 억지로 운동을 시작해 보았지만 오히려 각성이 되어 그만두었다.

이러한 경우는 폐경과 체질적인 특성에 스트레스가 겹쳐 불면에 시달리고 있는 것이다. 소양인 유형의 체질적 경향을 가진 사람은 에피네프린과 노르에피네프린 같은 카테콜아민이라는 교감신경 흥분물질을 분해하는 효소가 부족할 가능성이 많다. 여기에 에스트로겐이 부족해지면 이 효소의 기능마저 떨어지고 분해되지 않은 카테콜아민이 많아져 교감신경이 과흥분된다.

앞서 말했듯이 스트레스가 가해지면 코티솔이 많이 분비되어 스트레스에 대항하지만, 나이가 들거나 체력이 떨어지면 코티솔이 부족해지고 이를 대신해 카테콜아민이 많이 분비되어 힘든 몸을 지탱하게 된다. 즉 몸과 머리가 용을 쓰느라 잠에 빠지지 않는 것이다. 이런 이유로 체력이 약한 경우 저녁에 억지로 운동을 하는 것은 더 용을 쓰는 것이 되므로 오히려 각성이 되어 잠들기 어려워진다. 몸이 건강하다면 반신욕 등으로 땀을 내면 좋지만 체력이 떨어져 있는 경우에는 하체를 따뜻하게 하거나 복식호흡으로 부교감신경을 자극하는 것이 좋다.

50대 후반의 K씨는 최근 들어 새벽잠이 없어졌다. 젊었을 때부터 잠이 많은 편은 아니었지만 최근 들어 부쩍 일찍 잠에서 깨어난다. 나이 들면 잠이 없어진다는 말이 맞는 말인가 싶어 대수롭지 않게 여겼다. 오히려 새벽 시간을 활용해서 자기계발에 투자하면 좋겠다는 생각에 얼마 전부터 중국어 공부를 시작했다. 그런데 어쩐 일인지 머리가 맑지 않고, 집중력도 떨어지고 공부가 제대로 되지 않는다. 피곤하여 다시 자려고 누워도 잠이 오지 않고 다시 일어나 앉아도 집중이 되지 않는 것이다.

단순히 새벽잠이 줄어든 줄만 알았는데 그게 아니었다. 예전보다 자주 잠에서 깨고 깊게 잠이 들지 못했다. 평소 코를 심하게 골지만 같이 자는 아내의 잠을 방해할 정도는 아니었다. 언젠가부터 잠꼬대를 하고 잠을 험하게 잔다는 아내의 말을 대수롭지 않게 여겼는데, 점점 잠꼬대가 심해지고 악을 쓰거나 자다가 발길질도 한다는 것이다. 결국 병원을 찾은 그의 증상은 렘수면 행동장애로 밝혀졌다. 렘수면 행동장애는 뇌의 퇴행성 질환과 관련이 많다. 치료하지 않을 경우 파킨슨 증후군이나 치매와 같은 퇴행성 뇌질환으로 발전할 수 있다. 더구나 코골이나 수면무호흡증이 겹치는 경우에는 뇌에 산소가 부족해져서 뇌가 손상될 가능성이 훨씬 많다.

렘수면은 뇌가 깊은 잠에서 벗어나 살짝 깬 상태다. 뇌가 활동하는 것이 꿈으로 나타나고 이에 대한 반응으로 안구는 빠르게 움직이지만 근육은 따라 움직이지 못하고 이완되어 있다. 꿈속 생각대로 몸이 움직이면 수면 중이므로 신체를 다칠 수 있다. 이런 위험성을 방지하기 위해 골격근, 즉 본인의 생각과 의지에 따라 움직이는 근육은 수면 중에 억압을 받아 이완되어 있고 마음대로 움직이지 않는다. 이런 이유로 악몽을 꾸고 손발이 꼼짝도 하지 않아 혼이 났다고 생각할 수도 있다. 악몽이 심해지고 골격근이 억압되지 못하면 꿈에 따라 반응하게 되어 발길질을 하거나 주먹을 날리거나 악을 쓰는 렘수면 행동장애가 발생하게 된다.

정확한 진단과 지속적인 치료가 우선이다. 또한 본인의 식습관, 생활습관에 대한 주의도 필요하다. 충분한 수면이 필요하지만 너무 많이 자는 것도 좋지 않다. 충분한 수면은 해마의 기억강화에 도움을 주지만 수면이 과하면 오히려 혈관 치매의 발생 가능성이 높아진다. 일주기리듬에 맞게 자연광인 햇볕도 매일 충분히 쬐고, 밤에는 가능하면 불빛을 제한하고 일찍 잠자리에 들어 일찍 일어나는 것이 좋다. 정신적·육체적 스트레스를 줄이려는 모든 노력을 해야 한다. 운동도 적당하게 하는 것이 좋다. 뇌질환이 있을 경우 먹거리에 대한 주의는 아무리 많이 해도 지나치지 않다. 가능하면 과거의 자연식으로 돌아가는 것이 도움이 될 수 있다.

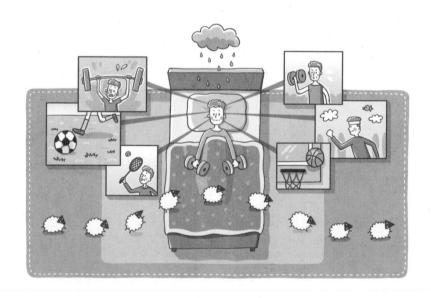

K대표의 경우 아침에 일어나는 것이 몹시 힘들다. 올해 쉰 살로 술을 좋아하고 살이 많이 쪘다. 평소 코를 심하게 골고 수면 무호

흡도 심한 편이다. 무호흡으로 인한 저산소증 때문에 피로가 회복되지 못하여 일어나기가 힘든 것이다. 최근에는 스트레스 때문인지 식탐이 늘었고 덕분에 체중도 크게 불었다. 살이 더 찌면서 수면무호흡 증상이 심해지자 부인의 걱정이 커졌다. 순간적으로 숨을 안 쉬는 것 같아 불안감에 한참을 지켜봐도 그대로 숨을 쉬지 않을 때가 많다. 흔들어 깨우면 겨우 다시 숨을 쉬기 시작하지만 이내 또 증상이 반복된다. 아내 혼자 편하게 자고 싶어도 저러다 숨넘어가는 게 아닌가 하여 신경을 쓰다 보면 제대로 잘 수가 없다.

무호흡의 원인은 공기가 지나가는 목구멍이 막혀서 오는 경우가 대부분이지만 간혹 코가 막히거나 호흡조절중추가 나빠져서 생기는 경우도 있다. 40대 이상, 살이 찐 남자, 목이 굵은 경우, 편도선이 크거나 혀가 살찐 경우, 아래턱이 작은 경우, 위산 역류가 있거나 가족력이 있는 경우에 잘 생긴다. 무호흡은 살이 찌면 증상이 더 심해진다. 혀도 살이 찌고 목구멍도 살이 쪄서 공기가 지나가는 공간이 좁아지고 증상이 심해지는 것이다. 술을 마시거나 피곤해도 혀가 붓거나 혀가 목 쪽으로 내려앉아 목구멍이 막히면서 심해지기도 한다.

수면 무호흡이 심한 경우 지속적으로 양압기를 달고 자거나 입속에 보조기를 넣고 자는 방법이 있다. 수술을 하는 경우도 있지만 누구에게나 적합한 것은 아니어서 꼭 필요한 경우에만 권한다. 무엇보다 살을 빼는 것이 제일 중요하다. 공기가 지나가는 길을 넓혀주는 효과가 있기 때문이다. 코를 골지 않겠다는 의지를 가지고 자면 코골이와 무호흡이 약해지는 경우도 있다. 반대로 넋을 놓고 자면 부교감신경이 과다하게 작용하여 혀가 뒤로 더 떨어지고 기도가 많이 수축되어 증상이 더 심해진다.

옆으로 누워 자는 것도 하나의 방법이지만 심한 경우에는 옆으로 누워도 코골이와 무호흡이 가시지 않는다. 엎드려 자는 방법도 있다. 혀가 뒤로 말리지 않고 앞으로 떨어지면서 기도가 열리기 때문이다. 엎드려 자더라도 머리를 바로 옆으로 두는 자세보다는 수건을 말아서 옆머리 뒤쪽을 받쳐 머리를 약간 비스듬하게 해주면 목이 덜 꼬이고 혀가 뒤로 말리지 않아 무호흡이 호전되는 경우도 있다.

때로는 수건을 말아 이마와 턱 베개를 만들어주고 코로 공기가 잘 들어가는 자세로 똑바로 엎드려 자는 방법도 있다. 몸부림으로 자세가 잘 유지되지 않으면 특수한 침대가 필요한데, 침대에 구멍이 뚫려 있어 얼굴을 구멍에 대고 똑바로 엎드려 자는 방법이다. 처음에는 익숙하지 않아서 불편하지만 적응되면 해볼 만하다.

수면 무호흡이 오래 지속되면 저산소증으로 인해 여러 가지 합병증을 일으킨다. 만성 피로, 만성 두통, 우울증이 잘 생기고 비만, 당뇨, 고지혈증, 고혈압을 발생시키기도 한다. 무호흡이 없는 경우에 비해 심장이 나빠지거나, 뇌졸중이 생기거나, 머리가 빨리 나빠지거나, 치매가 되는 경우가 많다. 이런 이유로 수면 무호흡을 없애려는 적극적 노력이 필요하다. 당장 생명에 위협을 가하거나 치명적인 고통은 없지만 뇌 건강과 치매에 영향을 줄 수 있으므로 반드시 치료해야 하는 질환이다.

위기의 중년,
40~50대를 지켜라

40~50대는 왕성하게 활동하며 사회적으로나 가정적으로나 안정기에 접어들어야 할 시기지만 실제로는 늘 쫓기듯 바쁘게 살면서도 불안하고 위험한 요소들이 복잡하게 얽혀 위기에 처해 있는 경우가 많다.

건실한 기업체를 이끌고 있는 40대 CEO K대표의 귀가 시간은 늘 새벽 1~2시를 넘어선다. 30대에 창업해서 어느새 10년, 작지만 강한 기업으로 꾸준히 성장하여 회사는 안정기에 접어들고 있는 듯하다. 지난 10년 간 젊음을 무기 삼아 24시간이 모자랄 정도로 전력투구하며 달려온 결과이다. 하지만 젊은 나이가 무색하게 건강은 점점 나빠지고 있다. 특히 중년의 인격이라 불리는 뱃살 때문에 각종 성인병에 걸릴 위험에 노출되어 있다.

거래처 사람들과의 미팅이나 직원들과의 회식은 물론 동창회나 CEO 모임의 총무까지 맡고 있어 늦은 시간까지 술을 마시는 날이 많다 보니 점점 배가 나오기 시작한 것이다. 병원에서 복부 비만은 물론 내장 비만도 심각한 상태라는 진단을 받고 마음이 편치 않다.

내장 비만인 경우 지방간이 잘 생기며, 담석이 생기거나 피부가 간지러운 소양증이 발생할 수도 있다. 췌장에도 기름이 잘 낀다. 기름이 끼고 내장 비만으로 좁아진 공간에서 압박을 받아 췌장의 기능이 떨어진다. 이런 이유로도 당뇨가 잘 생긴다.

창자에도 기름이 끼어 장운동이 느려지게 된다. 변비와 이상 발효로 인해 가스가 많이 발생하고, 위산 역류와 구취의 원인이 되기도 한다. 지방 조직에서도 여성호르몬인 에스트로겐을 만든다. 비만으로 에스트로겐이 많아지기 때문에 성기능이 나빠지거나 여자의 경우 유방암과 자궁내막증 등의 질환 발생 가능성이 높아진다. 이외에도 비만은 수면 무호흡과 코골이의 원인이 되기도 한다. 퇴행성관절염이 잘 생길 수 있고 근막통증으로 여기저기 아플 가능성도 높아진다.

뱃살이나 특히 내장 비만은 성인병의 시작을 알리는 신호탄과 같다. 비만과 고지혈증, 고혈압, 당뇨 등이 모두 발생하는 '대사증후군'에 걸릴 수 있으며, 대사증후군으로 인해 심장병과 뇌졸중은 물론 혈관 치매를 일으킬 확률이 높아진다. 내장 비만으로 에너지 대사가 떨어지고 이로 인해 많이 먹지 않아도 고지혈증이 잘 생기고

196

혈관에 쌓이면서 뇌혈관을 막기 때문이다. 결국 뱃살이 뇌 건강까지 위협할 수 있다는 것이다.

K대표의 뇌 건강을 위해서는 무엇보다도 체중 관리로 복부 비만과 내장 비만을 없애야 한다. 먼저 술을 끊고 저녁 회식을 줄여야 한다. 또한 스트레스를 없애야 식욕을 줄일 수 있다. 운동과 소식, 균형 잡힌 식사 등이 필요하다. 저녁에 덜 먹고 지방과 탄수화물을 줄여야 한다.

요즘 음식에는 비타민과 미네랄이 부족한 경우가 많다. 또한 항산화제와 당단백의 재료가 되는 다양한 종류의 당이 부족하다. 3대 영양소인 당분, 지방, 단백질을 충분히 먹어도 비타민이나 무기질 또는 다양한 당이 부족하면 우리의 몸은 부족함을 느끼고 기아 유전자가 작동하여 살이 찌게 된다. 이런 이유로 다양한 곡류와 과일 그리고 신선한 채소의 섭취가 필요하다. 가능하면 종자 개량이 되지 않은 토종으로 먹는 것이 좋다.

50대 중견기업 P대표는 매일 새벽 5시30분에 일어난다. 서둘러 출근하면 7시 30분이다. 이른 아침에 임원 회의를 마치고 간밤에 온 이메일과 각종 결재 서류를 검토한 후 미팅이 끝나면 외부 인사나 임직원들과의 점심 약속이 있다. 오후 시간도 크게 다르지 않다. 업무 현장에 나가거나 새로운 기획안들을 검토하다 보면 어느새 퇴근 시간이다. 퇴근 후에는 최고경영자 과정 강의를 들어야 하고, 수업이 없는 날은 이런저런 모임과 거래처 관계자들과의 술자리가 있다.

주말은 각종 경조사나 골프 약속 등이 잡혀 있어 쉴 수 있는 날이 거의 없다.

누구보다 열심히 하루하루를 살아온 P대표는 최근 함께 골프를 치던 동료 기업인이 뇌출혈로 쓰러지는 것을 보면서 남일 같지 않아 덜컥 두려움이 생겼다. 얼마 전부터 두통이 자주 생기면서 현기증이 나고 머리가 빙빙 도는 것 같은 증상을 겪었기 때문이다.

두통은 1년이라는 기간 동안 인구의 절반 이상이 경험할 정도로 흔하게 나타나는 증상이다. 긴장성 두통은 5명 중 1명이 경험할 정도로 제일 흔하고, 편두통은 10명 중 1명이 경험할 정도로 흔하고, 그다음으로 군집발작두통이 흔하다. 이런 두통은 대부분 특별한 기저질병이 없는 1차 두통이며 심하게 아프든 가볍게 아프든 대체로 별 문제가 없다.

문제가 있어서 아픈 경우를 2차 두통이라 하는데 주로 뇌의 출혈, 염증, 종양이나 일부 급성녹내장이 원인이다. 일반적으로 섬광이 나타나거나, 한쪽 얼굴, 팔, 다리 등에 마비를 느끼거나, 말이 느리고 어눌해지거나, 보거나 걷는 데 문제가 생기거나, 갑자기 혼동하는 증상이 나타나거나, 두통이 점점 심해지는 경우 2차 두통의 가능성이 높다.

현기증이나 빙빙 도는 느낌은 대부분 귀의 평형기관 문제로 발생하지만 간혹 뇌, 특히 뇌간이나 소뇌 쪽에 종양이나 혈관의 문제로, 때로는 편두통으로도 생길 수가 있다. P대표처럼 과로와 두통이 겹쳐 있는 경우는 귀보다도 뇌혈관이나 심장 문제일 수 있으므로 그

쪽으로 검사를 해보아야 한다.

스트레스로 혈관이 수축되면 큰 혈관은 압력이 높아지고 작은 혈관은 막힐 수 있다. 이런 이유로 작은 뇌혈관의 순환장애가 일어나고 이로 인해 가벼운 뇌부종이 생길 수 있지만 당장 뚜렷한 증상을 일으킬 정도는 아니다. 하지만 이런 순환장애가 오래 지속되거나 뇌의 부종이 자주 발생하면 뇌가 빨리 약해지게 되고 기억력이 떨어지는 원인이 된다.

P대표는 지금과 같은 생활 패턴을 바꾸지 않고 약에만 의존하다 보면 뇌졸중이나 심장마비로 쓰러질 수 있다. 다행히 최악의 상황으로 연결되지 않는다 해도 뇌가 빨리 약해져 CEO로서의 역량이 점점 떨어지고 일찍 치매가 올 수 있다. 그러니 P대표에게 지금 필요한 것은 충분한 휴식과 약해진 뇌세포의 기능 회복을 위한 노력이다.

47세 Y이사는 머리가 자주 아프고 선잠을 잘 때가 많으며 과민성대장증후군으로 고생 중이다. 성격이 예민해졌고 조금만 스트레스를 받아도 금방 속이 불편해지고 설사를 하는 경우가 많다. 정신적 스트레스는 물론이고 음식이 조금만 맞지 않아도 바로 탈이 난다. 맥주는 물론 찬 음식을 먹으면 바로 신호가 오고 밀가루나 딱딱한 건어물, 유제품도 소화가 잘 되지 않는다. 속이 좋지 않으면 짜증도 잘 나고 멍해지거나 졸리고 머리가 무겁거나 아프고 기분도 우울해지기 일쑤다. 이럴 때는 반드시 안정제가 들어간 약을 먹어야 증상이 호전된다.

뇌와 장은 서로 밀접하게 정보를 주고받는다. 스트레스로 뇌가 불편하면 장도 불편해지고 장이 불편해도 뇌가 스트레스를 받아 여러 가지 신경정신적 문제를 일으킨다. 뇌에 의해 신경전달물질과 호르몬이 장에 작용하면 장의 운동과 생리에 변화가 일어나고 장의 환경이 바뀐다. 이런 환경에 맞는 미생물은 번성하고 그렇지 못한 미생물은 약해진다. 미생물마다 특정한 호르몬이나 신경전달물질 등 면역에 관계되는 물질을 만들어내는데, 좋은 미생물이 만들어내는 물질은 다시 뇌에 좋은 영향을 주어 뇌와 몸을 편안하게 만들고 정상적인 생리를 유지하게 도와준다.

반대로 스트레스 등으로 장에 나쁜 정보를 전달하면 나쁜 미생물이 번성하고 좋은 미생물이 약해져 호르몬이나 신경전달물질 또는 면역 물질이 부족해지고 뇌가 스트레스를 받는다. 이런 이유로 스트레스가 지속되면 소화 장애, 위궤양, 과민성대장증후군 같은 문제를 일으킬 수 있다. 자주 장에 탈이 나면 뇌에 스트레스로 작용하여 뇌를 힘들게 하며 두통은 물론이고 심하면 정신분열증, 조울증, 우울증, 자폐증, 치매, 파킨슨병 같은 각종 신경정신 질환의 원인이 되거나 악화 요인이 될 수 있다.

한의학에서는 소화기의 중요성을 오래전부터 강조해왔다. 바로 '비자기지근본'脾者氣之根本이다. '비(소화기)는 기(에너지)의 근본'이라는 말로, 소화기가 좋아야 기가 정상적으로 생기고 기가 뇌와 신체활동의 에너지가 된다는 의미이다. 기가 잘 돌면, 즉 신체가 정상 기능을 발휘하면 혈액순환이 잘 되고 혈액순환이 잘 되면 소화기와 신체의 기가 잘 도는 순환 고리를 이루고 있다. 기의 순환을 정신적, 육체적 스트레스가 방해하면 기가 체하여 기체가 된다. 기체가 오래되면 습, 담, 열, 풍을 일으켜 만병의 근원이 된다.

　Y이사는 스트레스를 줄여야 하고 스트레스에 대한 소화기의 반응을 되도록 둔하게 만들어야 한다. 주어진 환경을 바꿀 수 없다면 스트레스에 대한 내성을 키워야 한다. 복식호흡, 명상, 충분한 수면, 등산, 기분 전환 또는 운동을 해서 땀을 흘리면 긴장이 줄어들고 스트레스에 대한 내성이 커진다. 또한 스트레스 때문에 음식 알러지가 심해지고 예민해졌으므로 탈을 일으키는 음식을 철저히 가려야 한다. 맥주, 찬 음식, 유제품, 건오징어, 땅콩, 조개, 갑각류와 같은 음식을 피하고 풋과일과 익히지 않은 채소도 좋지 않다. 따뜻한 음식과 식이섬유가 풍부한 곡류가 좋은데, 식이섬유는 장내 미생물의 번식 터전을 제공하므로 특히 도움이 된다.

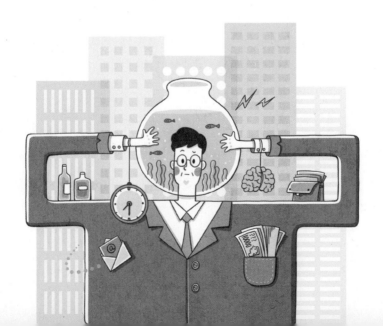

노인성우울증이
치매의 원인이 될 수도 있다

54세 L씨는 얼굴 표정을 관리하라는 아내의 잔소리를 자주 듣는다. 하는 일에 집중하다 보면 자연스레 얼굴 표정이 심각하다 못해 꼭 화난 사람처럼 보일 때가 많다. 부인은 돌아가신 아버님의 얼굴이 남편한테 보인다며 걱정이 태산이다. L씨의 아버지는 노인성우울증을 앓다가 뒤늦게 치매가 발견되어 오랜 기간 중증 치매 상태로 지내시다 돌아가셨기 때문이다. 표정이 굳고 화난 사람처럼 보이는 경우에 우울증보다 파킨슨병이 올 가능성이 높지만 L씨의 아버지는 우울증을 앓았다.

노인성우울증은 치매의 원인이 될 수도 있고 치매가 시작되고 있는 증상일 수도 있다. 노인성우울증 환자의 절반에서 인지력이 떨어지는 증상이 나타나고, 치매 환자의 약 40퍼센트 내외에서 우울증 증상이 나타난다. 이런 이유로 노인성우울증과 치매를 구분하기 힘든 경우도 많다. 쉽게 우울증을 판단하려면 기분이 가라앉거나 흥미나 재미를 못 느끼거나 기운이 떨어지는 증상 중 둘 이상이 2주 이상 지속될 때 우울증이라고 볼 수 있다.

노인성우울증의 경우 우울한 기분보다 다른 신체적 증상을 호소하는 경우가 많고 주관적 인지장애를 표현하며 특히 집중력이 나빠지거나 최근 기억의 문제를 불평한다. 무감동하거나 죄책감이 감소하고 통찰력도 감소한다. 무감동은 치매뿐만 아니라 우울증에서도 보인다. 우울감을 못 느끼는 우울증은 노인성우울증에서 잘 나타나지만 치매에서 더 잘 나타나고, 치매가 진행되면 우울증이 감소하고 상대적으로 무감동이 심해진다.

또한 심장질환의 위험을 증가시키고 죽고 싶다는 표현을 많이 하며 실제로 자살하는 경우도 많이 발생한다. 잠을 잘 못자고 부족

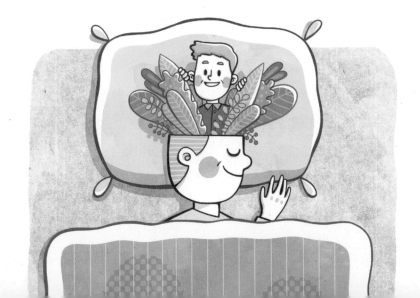

한 잠 때문에 우울해지기도 쉽다. 남자보다 여자의 경우, 혼자 생활하는 경우, 친구나 돌봐줄 가족이 없는 경우, 약물 부작용이 있는 경우, 몸이나 마음이 아픈 경우, 과거에 우울했던 적이 있거나 가족 중에 우울증이 있는 경우 등과 특히 최근에 사랑하는 사람을 잃은 경우에 우울증에 걸리기 쉽다.

노인성우울증은 검사를 힘들어하거나 검사 자체를 거부해서 질문에 성의 없이 대답하는 경우가 많다. 귀찮아서 모른다고 대답해버리는 경우가 많아서 진단이 어려울 수 있다. 이런 이유로 우울증인데 중증 치매로 결과가 잘못 나오기도 한다. 치매 초기에도 노인성우울증처럼 주관적인 인지력 장애를 호소하기 때문에 쉽게 구분이 안 된다. 집중력과 판단력, 융통성이 떨어지고, 하던 일을 마무리하지 못한다. 상태가 악화되면 망상과 환각 등 정신병 증상도 보인다.

노인성우울증은 겉으로 보기에 치매와 증상이 유사해서 가성치매라고도 하는데, 치매와 다른 점은 갑자기 발병하고 진찰이나 치료를 거부하며, 아직 뇌의 노화가 치매만큼 심하지 않으므로 대부분 치료로 회복되어 발병 전과 비슷한 상태로 돌아갈 수 있는 가역성 질환이라는 것이다.

치매 환자는 인지기능 장애가 먼저 오고 우울감이 오는 경우가 많지만, 노인성우울증은 우울감이 먼저 오고 인지기능 장애가 온다. 하지만 우울감이 먼저 온 것을 느끼지 못하는 경우가 많아 가족들은 인지기능 장애가 먼저 온 것으로 오해할 수도 있다.

주관적인 기억력 저하 증상은 정상 노인의 1/4, 노인성우울증의 1/2, 초기 치매 환자의 2/3 정도가 호소한다. 만약 우울증 치료 후에도 인지결핍을 계속 호소하는 경우 혈관성우울증이나 초기 치매를 의심해 보아야 한다. 노인성우울증이 치매로 변하는 경우는 드물지만 우울증이 치매를 촉진시킬 가능성이 있으므로 반드시 조기에 치료를 받아야 한다.

L씨뿐만 아니라 나이 들면서 자신의 얼굴 표정을 잘 관리하는 것은 매우 중요하다. 인위적인 억지웃음이 아니라 매사에 감사하며 베풀고 만족하는 삶을 살며 자연스레 우러나오는 얼굴 표정을 가진 사람에게서 우울증이나 치매의 그림자를 찾기는 어렵다.

약골을 강골로 바꾸는
'후천지정'이 필요하다

K대표는 자수성가한 사람이다. 젊었을 때 고생을 많이 해서 그런지 50대 중반인데 60대의 얼굴을 하고 있다. 별로 과식하는 편도 아니고 일도 많이 하고 운동도 열심히 하지만 비만과 고지혈증에 내당능 장애를 갖고 있다. 7남매의 맏이로 태어나 동생들 뒷바라지 하느라 제대로 먹지도 못하고 오직 성공에 대한 열망으로 버텨왔다. 머리가 좋아서 특허를 많이 냈고 현재의 중견기업을 일구어냈다. 남들이 부러워할 정도로 성공했지만 최근 건강이 예전만 같지 못하다는 것을 느꼈다.

쉽게 잘 지치고 일하는 재미도 줄어들고 일의 능률도 많이 떨어졌다. 건망증이 심해지고 안개 낀 듯 머리가 맑지 못하고 아프기도 했다. 눈이 어른거리거나 속이 니글거릴 때도 많으며 성욕이 떨어진 지도 꽤 오래되었다. 병원에서 스트레스와 우울증이라는 진단을 받았지만 약을 싫어하여 제대로 치료가 되지 않는 상태였다.

K대표의 병을 다르게 보는 시각도 있다. 일반적으로 부모의 좋은 체질을 타고나면 선천적으로 강한 통뼈 체질이어서 성장기에 잘 먹으면 대체로 평생 건강할 수 있다. 약골로 태어나거나 어린 시절 제대로 먹지 못하면 통뼈가 되지 못하고 겉은 멀쩡해도 속은 곯아 약골이 된다. 약골로 성장하다가 성인이 된 이후에 성공해서 잘 먹으면 겉으로는 멀쩡하게 회복될 수 있지만 대부분 약골 체질은 크게 개선되지 않는다.

약골은 덩치는 크고 배기량이 적은 자동차처럼 힘이 부치고 기름이 잘 소모되지 않는다. 연소가 약하여 기가 달리고 쉽게 살이 찌고 당뇨나 고지혈증, 고혈압이 되기 쉽다. 또 다른 문제는 뇌가 제대로 영양을 받지 못한 채 성숙되면 뇌세포와 시냅스 등의 구조가 튼튼하게 만들어지지 못하여 내구성이 떨어지게 된다.

더구나 유전자, 즉 DNA를 전사시키거나 전사되지 못하게 조절하는 물질이 부실해진다. 이런 조절 물질은 아주 많은 양이 줄어들 때까지는 부족한 증상이 나타나지 않는다. 약골은 전사조절 물질의 기본 양이 부족하므로 남들보다 이른 나이에 고갈되어, 뇌기능을 비롯한 신체 기능이 빨리 떨어지게 된다. 노후에 골골해지고 뇌도 빨리 나빠지고 수명에도 영향을 끼친다.

이외에도 전사된 불량 m-RNA를 수선하거나 폐기하는 기능이 떨어지거나 단백질 합성 과정과 가공 과정의 기능이 떨어지는 것도 약골의 원인이 될 수 있다.

이 과정에 뚜렷한 효과가 있는 성분으로 밝혀지거나 약으로 개발된 것은 없다. 하지만 이런 기능을 조절하는 물질은 한의학에서 이야기하는 정(柵; 정미, 정수)과 비슷하다. 선천적으로 타고나는 통뼈는 '선천지정'이 좋은 것이고 살면서 체력이 떨어지는 것은 '후천지정'으로 보충하지 못했기 때문이다.

'음식과 약은 뿌리가 같다'는 의미의 '식약동원食藥同源'은 음식이 약이 될 수도 있고 때로는 독이 될 수도 있다는 뜻이다. 후천지정은 좋은 먹거리에 들어 있다. 현대의 화학농법에 의한 먹거리는 영양소가 풍부할지는 몰라도 후천지정은 부족하다. 조상들이 대대로 먹어오던, 유전자가 바뀌지 않은 토종 씨앗을 비료나 제초제나 농약 등을 사용하지 않고 오염되지 않은 노지에서 자연농법으로 키운 먹거리가 가장 좋다. 아니면 정을 보하는 한약재의 도움을 받는 것도 방법이다.

오늘의 나는 그동안 내가 먹어온 모든 것에서 비롯되었다. 물론 유전적인 특징이나 환경에 따라 차이가 나긴 하지만 어쨌든 내가 먹은 음식이 여러 형태로 변하여 내 몸을 만들고 있는 것이다. 그러니 바른 먹거리로 신체나 뇌 건강을 지켜야 한다.

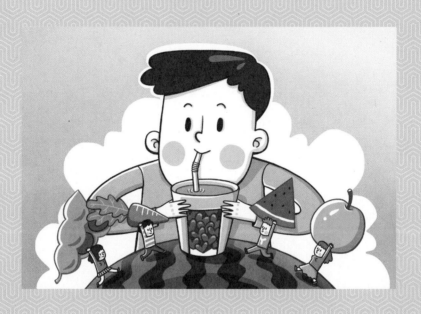

5장

노후를
바꾸는 기적,
생활습관의
비밀

잘 먹는 것도
쉽지 않다

오랜만에 만나 점심 식사를 함께 한 P대표와 K대표는 먹거리에 대한 토론의 장을 펼쳤다. 원인을 알 수 없는 두통과 통풍에 시달리던 P대표는 평소 음식에 대해 꼼꼼하고 깐깐하기로 소문난 K대표의 먹거리 잔소리가 예전처럼 싫지 않았다. 음식을 잘 먹어야 치매에 걸리지 않는다는 K대표의 주장은 과연 맞는 말일까?

잘 먹는다는 것은 쉬운 일이 아니다. 산해진미를 골라먹는 것도 좋지만 산과 들과 바다가 오염된 지 이미 오래 되었기 때문이다. 작물도 품종이 개량되어 겉으로 보기에는 먹음직스럽고 상품성이 좋아 보이지만 정말 중요한 영양소는 별로 없고 칼로리만 높아졌다. 가령 옛날의 사과 한 개에 들어 있던 영양소만큼 먹으려면 요즘 사과로는 50개 이상이 필요하다고 한다. 물론 당분이나 몇몇 영양소는 요즘 사과에 훨씬 많이 들어 있지만 정말 중요한 펙틴 같은 성분은 턱 없이 부족하다. 작물도 제초제나 농약을 사용하여 험하게 키우다 보니 험하게 되었고 비료 등으로 키우다 보니 웃자라서 외형에 비해 내부가 부실해졌다.

문명의 흥망성쇠에는 여러 가지 원인이 있지만 외부 세력에 영향을 받지 않을 정도로 강력하고 탄탄하던 문명도 약 300년이 지나면 쇠퇴기를 거쳐 스스로 약해지면서 결국 멸망하고 말았다. 이런 원인을 먹거리의 정크화에서 찾기도 한다. 예전에는 교통수단이 좋지 않아서 사방 70킬로미터 이내에서 생산되는 것을 주로 먹고 살았다. 약 300년 이상 같은 땅에서 경작을 하다 보면 땅의 기운인 지력이 고갈되고 이런 곳에서 생산되는 작물은 미네랄 등이 부족하여 건강을 유지하기 어렵게 만든다. 먹거리의 부실화로 나타나는 변화는 예민한 뇌기능의 변화부터 시작된다. 아무리 강력했던 문명도 참을성과 아량이 줄어들어 서로 헐뜯고 다투게 되는 내부 원인으로 인해 스스로 멸망했다.

이런 변화는 후성유전적 변이와 관련이 많다. 유전자는 바뀌지 않았지만 유전자를 작동시키는 물질의 변화로 특정 단백질이 많이 만들어지거나 적게 만들어지면서 겉으로 나타나는 증상이 다음 세대로 대물림되는 것을 후성유전이라 한다. 연구에 의하면 후성유전적 변이가 생기지 않은 부분이 약 7퍼센트 이상 남아 있으면 증상이 나타나지 않는다고 한다. 증상이 생길 정도가 아닌 후성유전적 변이라도 다음 세대로 대물림되면서 변이가 누적되면 정신이 이상해지거나 자폐증이나 기형아의 출산이 증가하거나 각종 암, 치매, 성조숙증, 조기폐경, 정자수의 감소, 불임, 아토피, 천식, 알러지 비염, 류마토이드 관절염, 통풍, 골다공증, 비만, 당뇨, 고혈압 같은 만성 질환이 늘 수도 있다. 그로 인한 혈관성 치매 가능성 또한 높아질 것이다.

후성유전적 변이는 나이가 들거나 스트레스, 오염, 먹거리의 변화로 생기지만 가소성이 있어 바른 먹거리를 장복하면 변이가 회복되기도 한다. 나이 드는 것은 어쩔 수 없지만 오염된 환경을 개선하고 스트레스를 줄이고 바른 먹거리에 관심을 가져야 한다. 지천에 널린 것이 상품성 좋은 화학농법으로 생산된 것들이다. 여기에다 유통 기간을 늘리려고 가공한 식품들도 간편하다는 이유로 많이 접하게 된다. 오염되지 않은 곳에서 자란 자연산이 좋지만 자연농법으로 생산된 먹거리라도 챙기는 것이 차선책이 될 수 있다.

뇌 건강에 좋은 음식으로는 항산화제가 풍부한 음식(토마토, 블루베리, 강황, 다크 초콜릿, 늙은 호박, 가지, 당근, 앵두)과 오메가-3가 풍부한 음식, 등푸른생선(자연산 연어, 고등어, 꽁치, 청어), 견과류(호두, 잣), 푸른잎 채소(시금치, 브로콜리, 녹차, 연잎차), 계란노른자(방사유정란), 대두 등이 있다.

한약재 중에서 치매 예방에 도움이 되는 것으로는 마, 천마, 인삼, 황기, 계피, 당귀, 천궁, 백작약, 지황, 오디, 하수오, 구기자, 결명자, 오미자, 죽엽, 치자, 백과, 민들레, 굴, 석창포, 팥, 대두 등이 있다. 또 차 종류로는 녹차, 솔잎차, 죽엽차, 연꽃차, 국화차, 당귀차, 천궁차, 쌍화탕, 천마차, 초석잠차, 노루궁뎅이버섯차 등이 있다. 둥글레, 감잎차, 생강차 역시 뇌신경 세포의 증식을 돕는 것으로 알려져 있다. 하지만 단기간의 노력으로 치료나 예방 효과를 볼 수 있는 것은 아니다.

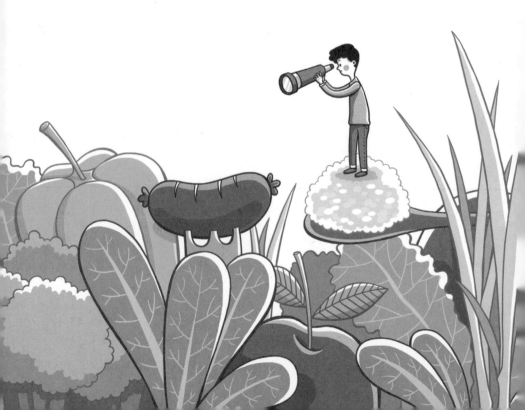

잠을 잘 자야
뇌가 건강하다

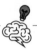

"하루에 얼마나 자야 적당합니까?" "8시간 정도는 자야지요!" "고 정주영 회장님은 하루 3시간 이상 자본 적이 없다고 하던데 8시간은 너무 많지 않습니까?" "잠을 하루에 3시간 이하로 자도 괜찮게 해줄 수는 없나요?"

20대 후반의 S대리는 유학을 마치고 직장생활을 하다가 자기계발과 전문성 강화를 위해 뒤늦게 다시 학업을 시작했다. 그런데 직장생활과 병행하면서 공부하려니 시간이 부족했다. 남들보다 조금이라도 더 열심히 살려고 하는데 잠이 많아서 고민이라고 한다.

특별한 체질을 가진 경우에 하루 3시간 자면서 일을 잘할 수는 있어도 3시간 자면서 공부를 잘하기는 어렵다. 공부는 기억을 바탕으로 하기 때문이다. 잠을 자야 기억이 단단해진다. 잠이 들면 천적에게 당하기 쉽다. 이렇게 위험한데도 잠은 꼭 필요하다. 에너지의 비축과 효율적 사용 등 여러 가지 이유로 설명을 하지만 정말 잠이 필요한 이유는 뇌를 위해서다. 산화물질이나 노폐물을 제거하여 뇌를 보호하고 기억을 단단하게 저장하기 위해서는 잠이 꼭 필요하다.

잠은 크게 눈동자가 빨리 움직이면서 자는 렘수면과 그렇지 않은 비렘수면으로 구분된다. 잠이 들면 I, II, III, IV 단계의 비렘수면이 지나고 렘수면이 일어나며, 하나의 수면 주기는 약 90분에서 110분 정도 걸린다. 수면 기간 동안 이런 수면의 주기가 4~5차례 지나간다. 수면 주기가 반복될수록 깊은 단계의 비렘수면이 줄어들고 렘수면이 길어진다. 렘수면에서 일어나는 뇌파는 깨어 있으면서 쉬는 상태의 뇌파와 비슷한 모양을 나타내며 대부분의 꿈은 이 기간에 많이 일어나고 이때 잠을 깨면 생생하게 기억하는 경우가 많다.

기억 중에서도 본인이 경험한 사건에 대한 기억이나 의미를 가지는 기억은 의식이 있는 깨어 있는 기간에 기억이 머리에 등록되고 정리되지만, 기억으로 저장되기 위해서는 기억의 경화라고 하는 기억을 단단하게 만드는 과정이 필요한데 주로 비렘수면 동안 일어난다. 반면에 수순이나 절차가 필요한 몸에 익혀야 하는 기억이나 원초적 반응에 관계되는 기억은 주로 렘수면 기간에 단단해지며 의식과 관계없이 반응한다.

공부는 의미를 기억해야 하는 경우가 많으므로 잠을 충분히 자야만 기억이 오래 간직된다. 의미를 기억하는 데는 반복이 필요하며 일단 기억이 되면 오래 유지된다. 사건에 대한 기억은 쉽게 되지만 오래 유지되지 않는다. 잠으로 기억이 단단해지는 것과 달리 감정에 대한 기억은 잠으로 빨리 지워진다. 공부를 잘하려면 충분히 자야 하지만 발레나 운동을 익히기 위해서는 렘수면 기간이 길어야 기억이 단단해지므로 일반적인 공부를 하는 경우보다 더 잠을 많이 자는 것이 좋다.

다양한 연구를 통해서 치매 예방에 운동과 식습관 개선이 효과적이라고 알려져 있으나 생활습관 개선을 통한 치매 예방 효과를 확인한 연구들도 있다. 그중 낮잠을 자면 기억력이 향상된다는 연구 결과가 발표되어 주목을 받았다. 달콤한 낮잠은 우리 몸과 뇌를 안정시켜 치매에 걸릴 확률을 3분의 1로 줄여주는 효과가 있다고 한다.

잠은 휴식의 대명사이다. 하루에 평균 7~8시간 정도 잠을 자는 것이 좋고, 되도록 수면 주기를 지켜주어야 뇌세포가 원활하게 활동할 수 있다. 평소에 부족한 잠을 주말에 몰아서 잔다고 해서 부족한 수면이 보상되지는 않는다. 오히려 수면 리듬이 깨져서 좋지 않다. 또한 질 좋은 수면을 위해서는 음식을 통해 영양소를 골고루 섭취하는 것도 중요하다. 우유나 치즈 같은 단백질, 신선한 채소와 과일류를 먹는 것이 도움이 된다.

몸도 마음도
가볍게 살자

예술가인 L씨는 운동을 싫어한다. 등산을 가자고 하면 안 그래도 바쁜데 힘들게 올라갔다가 바로 내려올 걸 고생스럽게 왜 올라가느냐고 반문하곤 했다. 운동을 할 시간도 마음도 없는 것이다. 하지만 50대 후반으로 접어들면서 여기저기 몸이 아프고 체중도 불었다. 어쩌다 지하철역 계단을 걸어 올라가보면 숨이 차고 가슴이 아파 만만치 않음을 느낀다.

팔다리는 살이 빠지고 배는 많이 나왔다. 혈당이 조금 높고 고지혈증과 지방간도 심해졌다. 술 담배도 많이 하지만 식사도 규칙적이지 않았다. 건강 문제뿐만 아니라 최근에는 예전처럼 좋은 작품을 만들어내지 못하여 존재감도 많이 떨어졌다. 바로 머리가 나빠졌기 때문이다.

운동을 하면 머리에 혈액순환이 증가하고 신경성장인자가 많이 분비되고 베타아밀로이드와 같은 찌꺼기를 많이 배설하여 뇌세포를 튼튼하게 만들기 때문에 뇌세포를 건강하게 오래 생존하게 만든다. 또한 운동을 하기 위해 머리의 많은 세포들이 협동작용을 펼치기 때문에 공부하는 것보다도 효율적으로 뇌세포를 튼튼하게 만든다. 꾸준한 운동은 심장병과 뇌졸중의 발병을 줄이고 고혈압, 제2형 당뇨병, 비만을 예방하거나 호전시키며 이로 인해 혈관 치매 발병은 물론 다른 종류의 치매 발병도 낮춘다.

걷기를 비롯해 운동을 할 때에는 규칙적으로 30분 이상 열심히 해야 인지 능력에 도움이 된다. 운동은 크게 유산소 운동, 근력강화 운동, 유연성과 균형강화 운동으로 구분이 가능하다. 매일 최소한 30분 이상 빨리 걷기, 춤, 조깅, 자전거 타기, 수영 등 유산소 운동을 하면 뇌에 혈액순환을 높여 육체적·정신적 건강을 호전시킨다.

30분 이상 운동이 필요한 이유는 우리 몸에서 기가 한 바퀴 도는 데 32분이 걸리기 때문이다. 기가 한 바퀴 돈다는 의미는 이완 상태의 몸이 운동으로 완전히 생리적 활성을 회복하는데 필요한 시간이다. 유산소 운동을 기본으로 하고, 필요에 따라 근력강화를 위해 PT를 받거나 스트레칭과 같이 유연성을 강화하는 운동을 곁들이면 더욱 좋다.

하지만 운동을 열심히 했다고 해서 안심할 수 있는 것은 아니다. 열심히 운동을 했더라도 하루 종일 앉아서 일하거나 움직이지 않으면 혈액순환이 나빠지면서 혈전이나 어혈이 생길 가능성이 높아지므로 평소 자주 바지런히 움직이는 것이 좋다.

나이가 들어서도 힘에 부칠 정도로 열심히 육체적 일을 하거나 운동을 하면 뇌 조직의 소실이 줄어들고 인지기능 저하가 늦어진다. 신체 운동은 치매 환자에게도 도움이 된다. 근육의 양을 유지시키고 스스로 움직일 수 있게 해줄 뿐 아니라, 일상적인 주야간 리듬을 유지시켜 불면을 없애고 기분을 좋게 하여 치매 환자에게 흔히 나타나는 스트레스와 우울증과 불안증을 감소시키고 사회성을 높여주기 때문이다.

P대표는 듬직한 사나이다. 앉아서 하는 일에는 매우 능하지만, 서서 하는 일에는 소질과 취미가 없다. 엉덩이가 무거워 하루 종일 책상에 앉아서 업무를 봐도 끄떡없고, 바둑이나 낚시처럼 한 자리에 오래 앉아 있는 것을 좋아한다. 하지만 등산이나 몸을 움직여야 하는 운동은 선천적으로 싫어하고 심지어 입도 무거워 말수까지 적다. 이렇게 움직임이 적은데도 업무상 회식을 자주 하다 보니 50도 안된 나이에 비만과 고지혈증이 심하고 최근에는 당뇨와 고혈압도 생겨 치료를 받기 시작했다.

건강에 이상이 생기자 P대표는 가벼운 사람이 되기로 마음먹었다. 몸도 마음도 엉덩이도 입도 가벼워지기로 했다. 평소와 달리 큰 소리로 말을 많이 하려고 의도적으로 노력했다. 아내가 복 달아난다고 핀잔을 주었지만 회사에서나 집에서나 앉아 있을 때조차 자주 다리를 흔들기 시작했다. 그동안 저녁이면 발이 심하게 부어서 구두가 잘 벗겨지지 않고 양말 자국도 심하게 남아 있었다. 다리는 무겁고 팽만감도 있었다. 다리에 혈액순환이 잘 안 되어서 나타나는 증상이다. 이러한 상태가 지속되면 혈전이 생기고 이로 인해 폐색전증의 위험성이 높아진다. 덩달아 심장이나 동맥의 혈전증까지 생기면 뇌경색과 치매가 생길 수도 있다.

의사의 충고대로 P대표는 본인에게 맞는 운동을 시작했다. 틈만 나면 제자리에서 쪼그리고 앉았다 일어서기를 자주하려고 노력한다. 열심히 운동하고 하루 종일 앉아 있는 것보다는 운동을 조금 약하게 하더라도 자주 움직여주는 것이 좋다고 하여 아침저녁으로 18배와 잠깐의 명상 그리고 윗몸 일으키기 20회와 가벼운 맨손체조를 시작했다.

그 정도로 운동의 효과가 있을까 의심스럽겠지만 확실히 효과가 있다. 가령 108배를 했을 때 운동 효과를 100퍼센트로 본다면 아침저녁으로 18배를 2회 했을 때는 가벼운 노력으로도 60~70퍼센트 이상의 효과를 거둘 수 있다. 자주 빼먹는 108배보다 매일 실천하는 18배가 훨씬 건강에 좋다. 또한 108배보다 무릎에 오는 부담도 줄일 수 있다. 몸을 움직이기 싫어하고 운동을 멀리했던 P대표는 부담 없이 가벼운 움직임으로 시작해 서서히 운동 강도를 높여갔다.

자주 움직여주는 것이 중요한 이유는 심장에서 다리로 내려간 피가 다시 심장까지 돌아오려면 최소한 1미터 이상 위로 올라오는 힘이 필요한데, 심장의 힘만으로는 부족하기 때문이다. 움직일 때

다리의 근육이 수축되면서 혈관을 압박하기 때문에 이런 압력차를 이기고 원만한 혈액순환이 가능해지는 것이다. 이런 이유로 자주 다리를 움직여주는 것이 하지의 혈액순환에 좋고 부종과 혈전을 예방하는 데 도움이 된다.

하지의 혈액순환이 잘되면 심장으로 피가 잘 돌고 머리로 충분한 혈액이 공급된다. 또한 몸을 자주 움직이면 머리의 여러 곳이 깨어난다. 그러니 굼뜨지 않고 바지런해야 한다. 엉덩이가 가벼워야 한다. 몸과 마음이 가벼워지는 것이 좋고, 입도 과묵한 것보다 다른 사람들과 자주 소통하는 것이 뇌 건강에 좋다.

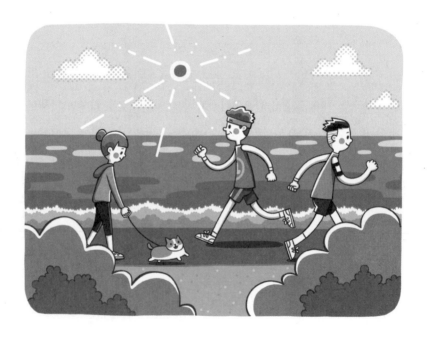

술과 담배는
뇌 건강에 치명적이다

　잘나가는 50대 초반의 J상무는 일과가 끝나도 각종 비즈니스로 인해 술을 마시지 않을 수 없는 형편이지만 아내가 그의 건강을 걱정하여 몸에 좋다는 것은 다 챙겨준다. 그 덕분인지 매일 과음을 하는데도 특별히 아픈 데 없이 잘 지내왔다. 그런데 올해 들어서 몸이 예전 같지 않음을 느낀다. 조금만 마셔도 취하고 필름이 끊기는 경우도 자주 발생한다. 아침에 일어나기 힘들 정도로 피곤하고 잘 체하기도 한다. 이러다 술병이 나지 않을까 걱정도 해보지만 이미 조금씩 중독 증상이 나타나고 있다. 똑똑해 보이던 예전 모습은 없어지고 어딘지 모르게 조금 어눌해 보인다. 매사에 반응이 느리고 말도 조금 어눌해졌으며 유머나 센스 감각도 둔해졌다. 유능하고 잘나가던 모습은 사라지고 경쟁자에 비해 업무 능력도 많이 떨어졌다.

술을 많이 마시면 간이 나빠져 알코올성 간염, 지방간, 간경화, 간성혼수, 간암 등의 간질환이 생기기도 하지만 위, 췌장, 심장, 뇌가 손상되어 각종 암이 발생할 수 있고 면역 기능도 떨어진다. 술을 많이 마시거나 오래 마시면 술 자체 혹은 술의 대사산물이 뇌에 직접적인 독성작용을 하거나 비타민B1, 즉 티아민의 결핍을 초래하여 뇌손상이 생기고, 베르니케-코르사코프증후군이나 알코올성 치매를 유발할 수 있다. 하루 20~30그램 이하 소량의 음주가 심혈관 질환의 발생을 줄이고 혈관 치매를 예방한다는 주장도 있지만 사람에 따라 소량의 음주도 독이 될 수 있다.

술은 뇌의 모든 부분을 약하게 만들어 지적 기능이 저하될 수 있다. 특히 전두엽의 기능이 저하되어 감정이 무뎌지거나 잘 참지 못하고, 행위에 대한 책임감이 없어지고, 판단력이나 통찰력, 결정력 장애로 짜임새 있게 계획을 세우거나 올바른 행동을 하지 못하는 증상이 나타나기도 한다. 기억이 잘 소실되고 변질되기도 한다. 이외에도 언어 장애, 복합적인 동작의 장애, 소뇌성운동실조증을 일으키거나 말초신경이 변성되어 신경통이 생기기도 한다. 비틀거리며 잘 걷지 못하고 말도 불분명해지고 기억이 꼬이고 의식이 저하되고 환각 증세나 편집증 증세를 보이기도 하며 더 진행되면 간성 혼수나 알코올성 치매가 되기도 한다.

술을 과하게 마시면 기억중추 해마, 전두엽, 소뇌를 비롯하여 뇌의 전반적인 손상으로 인한 증상이 나타난다. 처음에는 일시적인 뇌기능 장애가 나타났다 없어졌다 한다. 어눌해 보이거나 행동이 굼떠 보이기도 한다. 이 시점에도 MRI를 비롯한 검사에는 표가 나지 않아 큰 문제가 없는 것처럼 보이는 경우가 많다. 하지만 뇌세포는 이미 엄청나게 활력이 떨어지고 약해져 있다. 술을 끊고 적극적인 치료를 받지 않으면 정상인에 비해 알츠하이머 치매가 될 가능성이 훨씬 높아진다.

뇌 건강을 지키려면 지금 당장 술을 끊어야 한다. 타의든 자의든 도저히 끊을 수 없는 상황이라면 알코올 섭취량을 줄이고 티아민이 충분한 바른 먹거리를 챙겨 먹어야 한다. 그리고 충분한 운동으로 매일 땀을 흘려야 한다. 공기가 좋은 바닷가에서 술을 마시면 덜 취하고 빨리 깬다. 등산을 하고 나서 술을 마셔도 잘 취하지 않는다. 충분한 산소가 알코올 대사를 돕기 때문이다. 운동을 열심히 하면 깊은 호흡으로 산소가 많이 들어와 술도 빨리 대사된다. 땀을 흘리면 교감신경이 이완되고 간 기능도 호전된다.

Y대표는 올해 50세가 되었다. 중년 건강의 적신호인 비만과 고혈압에 고지혈증과 당뇨까지 앓고 있는데도 운동을 싫어하고 술을 좋아하며 담배를 끊지 못하고 있다. 흡연과 스트레스 때문인지 구취가 심하고 가래도 끓고 가슴이 답답하고 종종 가슴 통증도 느낀다. 발가락이나 손에 혈액순환이 잘 되지 않아 저리거나 쩍쩍 달라붙는 느낌도 있다. 머리는 항상 안개가 낀 듯 맑지 않고 띵하다. 기억력도 예전 같지 않고 새로 만난 사람의 이름도 잘 떠오르지 않는다.

담배를 피우면 머리가 나빠진다는 이야기를 많이 들어왔지만 남의 일처럼 생각해왔는데 요즘 들어 부쩍 기억이 나빠지는 느낌이 든다. 나이 들면서 오는 증상으로 보기에는 아직 젊고, 담배를 많이 피워서 머리가 빨리 나빠지는 것은 아닌가 하는 생각을 해본다.

당연히 담배도 뇌 건강에 좋지 않다. 일산화탄소와 타르를 포함한 수많은 화학 물질과 니코틴이 산화적인 스트레스나 염증을 일으켜 머리를 나빠지게 만든다. 이런 스트레스와 염증이 뇌세포 바깥에 베타아밀로이드라는 독성 단백질을 많이 쌓이게 만들고, 세포 내부에는 타우단백이라는 물질이 엉기게 만들어 세포의 기능을 방해하고 뇌세포의 수명을 단축시킨다. 그리고 뇌의 동맥경화, 특히 죽상동맥경화를 일으켜 혈관 내피가 손상되면 작은 혈관 경색의 원인이 되어 뇌가 나빠지게 된다.

경색이 일어나지 않아도 죽상동맥경화는 타르 성분과 함께 뇌의 미세혈액순환 장애를 일으켜 뇌세포에 만성적인 스트레스를 주면서 퇴행성 뇌질환의 원인으로 작용할 수 있다. 담배를 피우면 혈전이 잘 생기고 이로 인해 비교적 큰 혈관이 막히는 원인이 될 수도 있다. 또한 인슐린저항성을 증가시켜 뇌조직의 포도당 이용이 떨어지고 뇌세포의 기능을 위축시킨다.

이외에도 관상동맥 경화로 협심증과 심근 경색을 일으킬 수 있으며 혈관 수축이나 혈압 상승, 심박수 증가가 일어나고 버거씨병을 일으키기도 한다. 또한 만성기관지염, 폐섬유증, 폐암과 각종 암의 원인이 되기도 한다. 담배를 피우면 소화기에도 즉각 반응이 나타나

위산 분비가 증가되고 췌장액의 분비가 감소하여 소화성궤양이나 위산역류가 잘생기며 구강 내 세균을 번성시켜 구취의 원인이 된다.

담배에 중독되면 도파민 수용체가 감소하는데, 도파민은 식사나 음주, 성행위 시 분비되어 기분을 좋게 만든다. 담배를 피우면 처음에는 도파민이 많이 분비되어 기분이 좋아지지만 조금 지나면 도파민이 줄어들고 도파민 수용체도 줄어들어 담배를 계속 갈구하게 된다. 흡연을 하면 니코틴의 농도가 들쭉날쭉해지면서 니코틴성콜린수용체도 줄어들어 뇌가 나빠진다. 당뇨나 고혈압, 고지혈증, 비만을 관리하여 심혈관 질환을 예방하고 신체 활동을 많이 하는 것도 중요하지만 무엇보다 담배를 피우지 않는 것이 뇌 건강에 좋다.

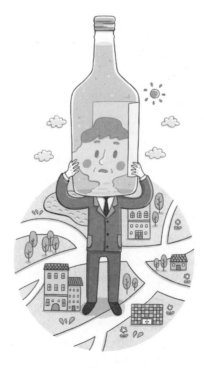

약한 뇌진탕도
잦으면 위험하다

　광고회사 P팀장은 중요한 프레젠테이션을 앞두고 교통 체증에 발목을 잡혔다. 도착 20여 분을 남기고 겨우겨우 복잡한 길을 빠져나와 한숨을 돌리며 속도를 올리려는 순간 "쿵!"하고 뒤에서 버스가 들이받았다.

　정신을 차리고 보니 병원이었다. 뇌진탕으로 의식을 잃었지만 다행히 큰 외상도 없고 검사 결과 다른 신체 부위에도 별다른 이상이 없었다. 병원에 누워 있으면서도 P팀장의 머릿속은 온통 프로젝트 생각뿐이었다. 팀 동료가 대신해 프레젠테이션을 무사히 마쳤다는 연락을 받았지만 몇 달 동안 고생하며 준비해온 프로젝트가 하루 아침에 물거품이 될까봐 병원을 나오자마자 바로 회사로 향했다. P

팀장의 이런 열정 덕분인지 프로젝트는 성공적으로 진행되었다.

그로부터 몇 달 뒤 P팀장은 자신이 활동하고 있는 기업인 축구 팀에서 경기 중에 또 다시 머리에 충격을 받는 부상을 입었다. 공중볼을 다투는 과정에서 다른 선수와 머리를 세게 부딪쳤는데, 그대로 기절해버린 것이다. 병원에서는 이번에도 역시 가벼운 뇌진탕이라고 했다. 별다른 조치 없이 퇴원했는데, 그 사건 이후에 P팀장은 신체 변화를 감지했다. 몸이 무겁고 불안하며 신경이 예민해진 것이다. 기억력도 떨어지고 예전처럼 머리가 맑지 않았다.

낙상이나 교통사고 운동으로 머리를 다치는 경우가 늘어나고 있다. 머리를 다치면 의식을 잃거나, 깨어난 뒤 사고 전후의 상황을 기억 못하거나, 지남력을 상실하거나, 횡설수설하는 등 여러 가지 뇌기능이 나빠질 수 있다. 더불어 머리가 아프거나, 어지럽거나, 구역질이 나거나, 토하거나, 이명이 생기거나, 눈이 부시거나, 수면 패턴이 이상해질 수도 있다.

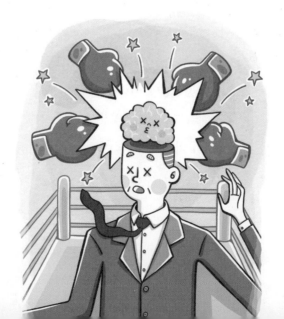

문제는 이런 증상이 나타날 정도로 심하지 않더라도 머리를 다치면 우리가 생각하는 것보다 훨씬 심각한 후유증이 생길 수 있다는 것이다. 자주 다치거나 심하게 다치면 후유증 발생 가능성도 높아지고 증상도 심각할 수 있다.

P팀장의 경우 처음 뇌진탕으로는 아무런 후유증이 없었지만 뇌진탕의 반복으로 후유증이 발생하였다. 지금 나타나는 후유증은 대부분 시간이 지나면서 수그러들 가능성이 높지만 이런 일이 반복되면 나이 들면서 알츠하이머 치매를 비롯하여 파킨슨 치매나 다른 종류의 치매가 발생할 가능성이 높아진다. 치매까지 가지 않더라도 만성외상성뇌병증이 발병하여 인지기능이 전반적으로 빨리 떨어질 수도 있다.

심한 뇌진탕은 알츠하이머와 같은 퇴행성 질환을 악화시키는 것으로 알려져 있지만 가벼운 뇌진탕이 뇌에 미치는 영향에 대해서는 크게 신경 쓰지 않는 분위기이다. 하지만 장기적이고 반복적인 물리적 충격은 한 번의 극심한 두뇌 외상이 미치는 영향에 버금간다. 반복적으로 가해지는 약한 물리적 충격은 조기 치매를 유발하며, 작은 충격이 장기적으로 지속되면 뇌 손상을 일으킬 수 있다.

영화나 드라마를 보면 머리에 큰 충격을 받은 뒤 사물을 잘 알아보지 못하거나 기억 상실증에 걸리는 모습을 자주 볼 수 있다. 이런 현상을 외상성 치매라고 하는데, 외상성 치매로 진단받은 환자의 60퍼센트는 알츠하이머 치매와 같은 증상을 보이며 만성적인 퇴행성 뇌질환을 갖게 된다.

232

머리를 다치는 것은 건물에 지진이 지나간 것과 같기 때문에 적극적인 치료가 필요하다. 지진으로 당장 건물이 무너지지 않더라도 건물 곳곳에 균열을 일으킬 수 있기 때문이다. 당장은 문제가 없어도 시간이 오래 지나면 지진이 없었던 건물보다 빨리 무너져 내릴 수 있다. 충격에 의한 뇌의 부종과 타박과 미세 출혈에 대한 치료는 물론 뇌세포의 구조적 충격을 회복할 전문적인 치료를 받아야 뇌를 오랫동안 건강하게 유지할 수 있다.

햇볕이
치매를 예방한다

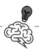

봄철이면 황사가 심하다. 최근에는 미세먼지 농도가 심해져서 실외 활동을 하기가 망설여질 때가 많다. 모처럼 등산을 가려던 50대 초반의 C원장은 날씨를 탓하며 결국 아내와 영화를 보기로 했다. 주로 폐쇄된 공간에 갇혀 하루 종일 환자를 봐야 하는 C원장은 일요일이면 특별한 일이 없는 한 주로 아내의 가사 일을 도와주며 지낸다. 실내 체육관에서 매일 열심히 운동을 하고 공휴일에 가끔 등산을 가기는 하지만 바깥세상을 보는 시간은 턱없이 부족하다. 햇볕에 노출되는 시간이 부족하여 비타민 D도 열심히 챙겨 먹는다. C원장뿐만 아니라 바쁘게 살아가는 이 시대의 많은 직장인들이 자연광에 노출되는 시간은 매우 부족하다.

자연광인 햇볕을 매일 적당하게 쬐면 여러 가지 이유로 건강에 좋다. 비타민 D가 충분하게 합성되어 골다공증이 예방되고, 흑색종이라는 악성피부암의 발병이 줄어들고, 밤에 졸리고 낮에 각성되는 일주기 리듬이 강화되어 수면의 질이 좋아지고, 일산화질소의 양을 변화시켜 혈관을 이완시키며, 심지어 치매를 예방해주는 효과도 있다.

비타민D 그 자체로는 인체에 아무런 영향도 미치지 않는다. 간과 콩팥을 거치면서 활성화돼야 하는데, 호주 퀸즐랜드대학 데릴 아일스 교수는 콩팥에서 비타민D 활성화를 조절하는 효소가 인간의 뇌 안에도 존재한다는 것을 입증했다.

비타민D 수용체는 기억을 담당하는 '해마', 인지기능을 담당하는 '대뇌피질', 감정을 담당하는 '변연계'에서 많이 발현된다. 또 도파민 뉴런(신경전달물질 도파민을 합성해 방출하는 신경세포)이 많은 '흑질'이라는 뇌 부위에서도 많이 발현된다. 흑질, 도파민, 뉴런의 소실이 파킨슨병의 원인이라는 사실은 이미 잘 알려진 얘기다.

비타민 D는 흔히 알고 있는 골다공증을 예방할 뿐만 아니라 심혈관질환, 천식, 암, 당뇨, 고혈압 등을 예방하고 칼슘, 철, 마그네슘, 인, 아연과 같은 미네랄의 흡수를 돕는 것으로 알려져 있다. 특히 햇볕을 쬐지 못하여 비타민 D가 10ng/ml 이하로 심하게 부족한 상태가 오래 지속되면 혈관 치매가 20배 가까이 증가한다는 통계가 있다. 이는 반대로 햇볕을 충분히 받으면 혈관 치매에 걸릴 확률이 감소한다는 것을 뜻한다.

햇빛을 적게 받으면 고약한 흑색종이라는 피부암이 잘 생기고, 너무 심하게 받으면 비색소종피부암이 증가한다. 따라서 햇빛을 너무 적게 받거나 너무 많이 받고 사는 것은 좋지 않다. 햇빛을 많이 받아 생기는 비흑색종피부암 환자에게서 알츠하이머 치매 발병률은 보통 사람의 5분의 1밖에 되지 않는다. 이런 결과를 볼 때 충분히 자연광을 쬐면서 살면 특히 혈관 치매가 잘 예방되고 알츠하이머 치매 예방에도 도움이 된다.

낮 동안 자연광을 충분히 받으면 뇌 속의 시각교차상핵이 자극되어 일주기 리듬이 강화되는데, 이로 인해 야간 불면이 사라지고 주간 졸림 현상도 나타나지 않게 된다. 일주기 리듬이 깨져서 정상 수면 리듬을 가지지 못하거나 오랫동안 불면으로 고생하면 뇌가 약해지고 치매가 되기 쉽다. 불면이 심해지거나 주간 졸림 현상이나 일몰 증상이 나타나는 등 수면 주기가 나빠지거나 기억력이 떨어지기 시작하면 약에 의존하기보다는 오히려 일광욕을 열심히 하는 것이 좋다. 햇볕을 충분히 쬐면 피부와 혈액 속에 일산화질소량을 변화시켜 혈압이 떨어지므로 심장질환이 예방되고 더 나아가 뇌졸중의 위험을 떨어뜨리기 때문에 혈관 치매가 예방된다.

O원장은 햇빛을 제대로 받지 못하고 비타민 D를 보충하는 지금의 생활 패턴을 바꾸지 않으면 골다공증을 예방할 수 있을지는 몰라도 심혈관 질환과 혈관 치매를 비롯한 알츠하이머 치매가 발생할 가능성이 높아진다.

머리가 굳지 않게
소통하라

    머리는 쓰지 않으면 녹이 슨다. 젊은 시절에는 뇌세포나 뇌세포 간의 교통로가 잘 발달되어 있고 여분이 많아 생각이나 말 등 여러 가지 인지기능이 잘 돌아간다. 하지만 나이 들면서 뇌세포도 교통로도 점점 줄어든다. 여기저기 길을 잘 유지한 곳은 그런대로 잘 소통이 되지만 별로 왕래가 없었던 길은 쉽게 허물어지고 사라진다.

    S교수는 대학 동창회에 갔다 온 후 씁쓸함을 금할 수가 없다. 이제 겨우 50대 중반에 들어선 젊은 나이인데 대화가 통하지 않는 친구들이 의외로 많았다. 초일류였던 친구들의 사고가 너무나 굳어 있었기 때문이다. 고정관념에 사로잡혀 있고 이해 능력이 부족하고 사고의 폭도 좁아져 의미 있는 대화를 나누지 못했다. 어쩌다가 머

리가 그렇게까지 굳어버린 것인지 도저히 이해가 되지 않았다.

나이 들수록 자기가 하던 일은 잘하지만 하지 않던 일이나 새로운 일은 하기 힘들어진다. 이런 이유로 새로운 생각을 하거나 다른 생각을 받아들이기 어렵고 고정관념이 많이 생겨 사고의 폭이나 이해력이 떨어지고 자기중심적으로 바뀌며 감정이 마르고 인색해지고 아량이 사라지는 경우가 많다. 지적인 사고나 감정이 무뎌지는 것 말고도 감각과 운동 기능도 떨어진다. 움직임이 느리거나 둔해지고 미적 감각, 시각, 청각, 촉각도 둔해진다.

앞에서도 말했듯이 머리는 골치 아플 정도만 아니라면 되도록 많이 골고루 쓰는 것이 좋다. 뭐든지 쓰던 것만 쓰면 안 쓰던 것은 도태된다. 이것저것 사용하여 길을 유지시킬 필요가 있다. 그러니 나이 들수록 다양한 생활을 해야 한다.

또 혼자 조용히 지내는 것보다 다양한 사회생활을 하는 것이 좋다. 뇌 건강을 위해서는 노부부만 따로 사는 것보다는 자식, 며느리, 손주와 부대끼며 사는 것이 좋다. 여의치 않다면 동네 사람들과 자주 어울리고 친구를 많이 만드는 것도 도움이 된다. 두뇌 운동의 기본 원칙은 뇌를 많이 사용하는 것이다. 우리에게 늘 익숙하거나 편한 일은 아무 생각 없이도 할 수 있으므로 뇌를 자극하지 못한다. 때로는 편한 생활보다는 불편한 생활이 필요하며 심지어 악을 쓰면서 사는 것도 필요하다.

오른손잡이가 왼손으로 글씨를 쓰거나, 양손 번갈아가며 젓가락 사용을 해보거나, 늘 다니던 길이 아니라 새로운 길로 가거나, 늘

이용하던 단골 가게 대신 새로운 가게를 이용하는 것도 좋다. 또한 디지털 기기를 적게 사용하는 것도 두뇌 운동에 도움이 된다. 생활의 편의를 돕는 과학과 문명의 발달이 인간의 두뇌를 게으르게 만드는 경우가 많다. 디지털 기기가 발달하기 이전에 전화번호 암기력이 훨씬 좋았다고 말하는 지인들을 자주 볼 수 있다.

생각을 깊게 하고 기억창고에 잘 입력하고 오래 저장하여 기억의 회상력을 유지하려면 일상생활에서 스마트폰, 인터넷, 네비게이션 등 디지털 기기에 대한 의존도를 줄여보자. 스트레스가 만병의 근원이라고 하지만 적당한 스트레스는 삶을 풍요롭게 만들고 현대인의 평균수명 연장의 일등 공신이기도 하다.

동창회 모임에 가면 유독 인색한 친구가 있다. 화를 잘 내는 친구도 있고, 자기 이야기만 하는 친구도 있으며, 사고가 유연하지 못하고 고정관념이 강하거나 대화가 잘 통하지 않는 친구도 있다. 이런 친구들은 부분적일 수는 있지만 이미 뇌의 노화가 심각한 단계에 이른 것이다. 건망증만 뇌의 노화로 인한 증상이 아니다. 말이 통하지 않는 것도 노화이다.

물론 뇌의 노화가 많이 진행되었다고 해서 반드시 치매로 연결되는 것은 아니다. 하지만 인지기능을 유지하고 삶의 질을 유지하기 위해서 적극적인 치료를 시작해야 된다. 본인은 모르기 때문에 주위의 도움이 필요하다. 정작 본인은 치매로 진행되고 있다는 사실을 절대로 받아들이지 않겠지만 치료를 시작해야 되는 시점이라는 것을 인정하고 받아들여야 한다.

불편하게 살아야
건강하다

J원장은 생활이 단순하다. 거의 매일 저녁 곧장 퇴근하여 집으로 간다. 많은 환자를 진료하지만 대부분 비슷한 병이어서 같은 일을 반복하고 있는 셈이다. 가끔 만나는 지인들도 같은 동료 의사들이다 보니 화제가 언제나 비슷하고 대화나 생활 패턴이 반복해서 이어진다. 대학 다닐 때 은사님이 의사는 절대로 사업을 하거나 다른 데 관심을 가지면 안 된다고 하셨던 말씀을 철저히 따르고 있는 셈이다. 그와 달리 친구인 P원장은 환자는 적게 보고 다른 일을 많이한다. 주식 투자도 하고 야구장에도 가고 영화 관람도 자주 하며 만나는 사람들도 다양하다.

의사로서 J원장은 훌륭하다. 하지만 뇌 건강의 측면에서 보면

등급이 낮은 편이다. 흔히 직업에 따라 사람의 성격과 사고가 다른 경우를 볼 수 있다. 흔히 말하기를 냄새가 난다고들 한다. J원장은 누가 봐도 의사 냄새가 난다. 모든 것에는 양면이 있고, 상반된 성질을 동시에 갖고 있듯이 의사 냄새가 나서 좋은 점도 있지만 뇌 건강에 나쁜 영향도 있다. 본인에게도 환자에게도 마찬가지다.

J원장도 나이를 먹어간다. 몇 년 후면 환갑이다. 모아 놓은 재산도 별로 없다. 40대에 경제적으로 약간의 여유가 있어 애들을 유학 보냈다. 작은 아이까지 유학을 보내다 보니 턱 없이 자금이 모자랐다. 모자란 돈은 융자받아 보충하고 앞으로 벌어서 갚을 생각으로 유학 생활을 계속시켰다. 빚은 빚을 키우고 의료 환경도 점점 나빠지면서 빚은 생각보다 빠르게 늘어갔다.

J원장은 앞이 캄캄했다. 담보대출이나 신용대출로는 더 이상 은행에서 빌릴 수도 없고 돈을 빌려줄 친구도 없다. 친구라곤 의사들밖에 없는데 돈을 빌려줄 만큼 여유 있는 동료가 없다. J원장은 자신이 환자 보는 것 이외에 할 줄 아는 것이 하나도 없다는 사실을 깨달았다. 환자를 진료하는 머리 이외의 다른 머리는 아주 나빠진 것이다. 이렇게 나빠진 머리는 같은 생활을 계속해서 반복할 경우 점점 더 나빠지게 된다.

J원장은 경제적인 문제도 심각하지만 앞으로 여러 면에서 더 무능해질 가능성이 높다. 유학을 중단시키고 애들을 불러들여야 한다. 당연히 생활 규모도 줄여야 한다. 하지만 J원장의 경제적 뇌는 많이 퇴화하여 앞날의 위험성을 피부로 느끼지 못하고, 현명한 결정

도 내리지 못하고 있다.

뇌는 서로 유기적으로 협동한다. 어떤 기능이 나빠지면 이런 기능에 의존하던 뇌의 다른 부분도 상대적으로 빨리 나빠진다. J원장은 다양한 활동을 하며 살아가는 P원장보다 이미 머리가 많이 나빠졌고 앞으로 점점 더 나빠질 가능성이 높다.

다양한 생활과 다양한 사고가 뇌를 건강하게 만든다. 편하게 대화를 나눌 수 있는 같은 직종의 사람들만 만나지 말고 불편하더라도 다양한 직종의 사람들과 어울려 지내는 것이 좋다. 자신의 직업 냄새만 풍기지 않게 다양한 입장에서 생각할 수 있는 사고가 필요하다. 갑의 입장보다는 을의 입장에서, 또는 상대를 배려하면서 사는 것이 뇌 건강을 위해서 좋다.

물론 어떤 일을 눈 감고도 할 수 있을 정도의 경지에 오르기는 쉽지 않다. 한석봉 선생의 어머니는 어두운 밤에도 떡을 가지런히 썰 정도로 달인의 경지에 이르신 분으로 알려져 있다. 경지에 이르기까지 무수한 연습과 시행착오를 겪는 동안 뇌도 발달한다. 문제는 눈 감고도 자동적으로 할 수 있거나 타성에 젖어 하는 일은 더 이상 뇌를 자극하기 어렵다는 것이다. 반면에 이렇게 되기까지의 힘든 과정은 뇌를 많이 자극한다. 익숙한 일이라도 한석봉의 어머님처럼 예술적 경지를 재현하는 데는 머리가 많이 사용되고 발달된다.

일상에서 접하는 모든 일을 헤쳐 나가는 것은 뇌가 한다. 평소 편하고 익숙하고 쉬운 것만 좇으면 뇌도 편하고 쉽다. 그렇지만 불행하게도 뇌의 근력은 약해진다. 이와 달리 처음 해보는 것, 새로운 것, 불편한 것, 쉽게 잘 익혀지지 않는 것을 제대로 하려고 노력하다 보면 뇌도 발달한다.

오른손잡이가 왼손을 자주 쓰는 것, 네비게이션의 도움을 받지 않고 목적지를 찾아가는 것, 가까운 길은 차 없이 걸어 다니는 것이 뇌를 훨씬 더 많이 자극한다. 가끔씩 대중교통을 이용해보는 것도 좋다. 정리된 내용을 암기하는 것보다는 정리하여 암기하는 것이 좋다. 집안 정리 정돈을 잘 하는 것도 좋다. 예쁘게 화장을 하거나 옷을 신경 써서 잘 입는 습관도 좋다. 음식을 시켜 먹는 것보다는 남자든 여자든 새로운 조리법에 도전하여 직접 해먹는 것이 좋다.

만나면 마음 편하고 즐거운 친구가 좋지만 가끔씩은 기분 나쁘게 하는 친구를 만나는 것도 뇌 건강에 도움이 된다. 가끔씩은 배우자로부터 언짢은 소리를 듣는 것도 좋다. 물론 너무 심해서 심각하게 스트레스를 받을 정도라면 오히려 해가 된다.

대화를 자주 나누는 것도 좋다. 일기를 쓰거나 가계부를 쓰는 것도 좋다. 때로는 세일즈를 하는 마음으로 이야기하는 것도 좋다. 목적을 갖고 남을 설득시키는 화술을 구사할 때 뇌가 더 많이 활성화된다. 입장을 바꿔 생각하거나 상황을 뒤집어 생각해보는 것도 좋다.

은퇴하는 것보다는 현장에 있는 것이 좋다. 아흔이 넘었는데도 경운기를 끌고 농사일을 하는 농부가 노인정에서 세월만 보내는 노인보다 훨씬 뇌가 건강하다. 회사 일에 관여하고 있는 노회장의 뇌가 뒤로 물러앉은 고문보다 낫다. 퇴직금과 노후연금으로 여유 있게 생활하는 노인보다 관리인으로 일하는 노인의 뇌가 더 건강하다.

　엉덩이가 무거워 굼뜬 것보다는 엉덩이가 가벼워 자주 움직이는 것이 좋다. 물을 갖다 달라하기보다는 물을 갖다 주는 사람의 뇌가 복을 받는다. 자주 움직이는 것은 뇌를 깨어 있게 만든다. 춤을 추고 노래 부르는 것도 뇌 건강에 아주 좋다.

　세상에 공짜나 거저 되는 일은 없다. 편하면 좋지만 머리가 자극되지 않으니 뇌를 잃는 것이고, 힘들면 불편하지만 머리가 자극되므로 얻는 것이 많다. 무조건 좋거나 무조건 나쁘기만 한 것은 없다. 어떤 일이든지 받아들이기 나름이다. 뇌 건강을 위해서도 삶의 질을 위해서도 힘들고 적당히 편한 일을 리드미컬하게 하는 것이 좋다.

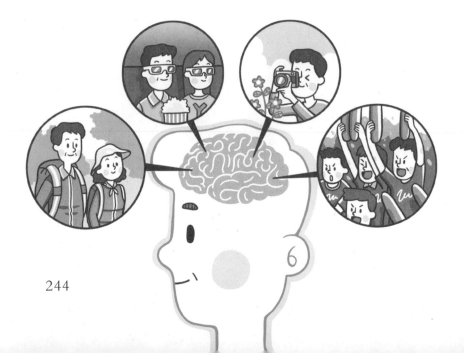

웃으면 뇌가
천천히 늙는다

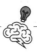

　　우리는 흔히 "화를 참으면 병이 된다."고 말한다. 화를 쌓아두지 말고 발산해야 건강에 좋다고 한다. 그러나 습관적이고 반복적인 분노는 오히려 심혈관과 뇌에 나쁜 영향을 주어 우리 몸을 파괴한다.

　　중소기업을 운영하는 B대표는 성격이 급하고 불같이 화끈하다. 일에 있어서도 도전 정신이 강하고 한 번 시작한 일은 절대 포기하지 않고 끝장을 보는 편이다. 그가 치열한 생존 경쟁에서 살아남을 수 있었던 이유이기도 하다. 이처럼 적극적이고 전투적인 성격 탓에 빠른 업무 추진력과 카리스마 넘치는 리더십을 갖추었다는 평가를 받는다. 하지만 그와 가까운 지인들은 그에게 성질 좀 죽이라는 조언을 많이 한다. 특히나 아랫사람이나 아내에게 화를 참지 못하고 버럭 대는 모습을 본 사람들은 B대표의 화를 받아내는 사람들이 대단하다고 생각한다.

얼마 전 B대표는 골프를 치던 도중에 갑자기 가슴이 아파와 응급실에 실려 갔다. 심장의 관상동맥이 세 군데나 막혀 있어 스텐트 삽입 시술을 받았다. 다행히 경동맥과 추체동맥과 뇌동맥에는 뚜렷하게 좁아진 곳은 없었다. 혈압이 높고 고지혈증이 있어 그에 대한 약과 혈전 예방약을 처방받아 잘 복용하고 있지만 여전히 화를 잘 낸다.

현재 뇌의 비교적 큰 동맥에는 좁아진 부분이 없다 하여도 작은 동맥에 죽상동맥경화증이 진행되고 있을 수도 있다. 하지만 이런 변화는 검사에 잘 나타나지 않는다. 약을 먹으면서 치료한다고 해도 화내는 습관을 없애지 않으면 심혈관 질환이 계속 진행되면서 심장에 스텐트를 삽입해야 하는 곳이 늘어나거나 뇌의 작은 동맥에 무증상 경색이 반복되면서 머리가 빨리 나빠질 수 있다.

연구에 의하면 심혈관 질환을 가진 사람이 화를 심하게 폭발시키면 두 시간 내에 심장마비나 뇌졸중이 오는 경우도 있다. 화를 자주 폭발시키는 사람에게서 심근경색이나 관상동맥 질환이 약 다섯 배, 뇌졸중이 세 배 정도 증가하는 것으로 나타났다. 화를 내면 혈압이 올라가고 맥박이 빨라지고 혈관의 저항성이 높아지기 때문이다. 반면 화를 내지 못하고 오랫동안 참아 만성적인 정신적 스트레스로 작용하여 불안증, 우울증, 적개심이 생긴 경우에도 심장 질환이 증가한다.

　"웃으면 복이 온다."는 말이 있는데, 웃으면 머리도 좋아지고 뇌도 건강해진다. 실제로 복이 오는 것이다. 얼마 전 K대표는 본인 사진을 보고 깜짝 놀랐다. 사진 속의 험상 굳은 표정의 남자가 자신의 모습임을 알아보는데도 꽤 시간이 걸렸다. 얼굴 표정이 나쁘다고, 표정 관리 좀 하라고 하루에도 여러 차례 잔소리하던 아내가 참다못해 핸드폰으로 남편의 얼굴을 찍어 보여주었던 것이다.

　"인상 좀 펴요!"

　K대표는 표정을 관리하라는 아내의 요구에 오히려 더 인상을 쓴다. 원래는 넉넉하고 인상 좋은 아저씨였는데 어느 때부터인지 정확히는 모르지만 50대 후반 즈음부터 아내가 기분 나쁜 소리를 하거나 조금만 언성을 높여도 금방 화를 내고 즉각 얼굴을 찌푸렸다. 하지만 정작 본인은 자신의 표정을 볼 수 없으니 얼마나 찡그린 인상을 하고 있는지 몰랐다.

　나이 들면 남녀 모두 화가 많아지지만 여성은 와일드해져서 화를 폭발하는 경우가 많고 남성은 참아야 되는 경우가 많아 화를 못내는 대신 자연히 얼굴 표정이 일그러진다. 이런 경험이 많고 오랫동안 쌓이면 그대로 굳어져서 인상이 나빠지는 것이다.

　잘 웃으면 머리가 좋아지고 웃지 않으면 머리가 나빠진다. 반대로 화를 내면 머리가 나빠지고, 거꾸로 머리가 나빠져도 화를 잘 낸다. 결국 '일소일소 일노일노笑—少 —怒—老'인 셈이다. 웃으면 똑똑해 보이지만 인상을 쓰고 있으면 웃을 때 발산되는 기氣가 나오지 않아 눈빛이 살아 있지 못하다. 눈빛이 살고 기, 즉 에너지가 넘치면 뇌가 왕성하게 활동하고 잘 돌아가는 상태가 된다. 뇌가 잘 돌아가면 당연히 머리가 좋아지고 뇌가 천천히 늙는다.

또한 잘 웃으면 에너지가 풍부해지고 힘이 솟아나 잡다한 불안이나 공포를 떨칠 수 있으며, 우울증이 줄어들고 행복감이 커진다. 웃는 순간에는 호흡이 커지면서 혈류 순환이 증가되기 때문에 자주 웃으면 스트레스 호르몬이 줄어들어 혈당이 떨어지고 심혈관 질환이 예방되면서 혈류 순환이 잘 유지된다. 이런 이유로 뇌세포에 스트레스가 덜 가게 되고 뇌세포의 건강이 오래 유지되면서 머리가 나빠지는 속도가 늦춰진다.

하지만 화를 내거나 반대로 화를 너무 참아도 뇌 건강에 좋지 않다. 화를 내거나 참을 때 스트레스 호르몬이 증가하고, 혈당이 올라가고, 고지혈증이 생기고, 심혈관 질환과 뇌혈류 순환에 문제가 생기고 뇌세포가 고달파진다.

화를 내는 데에는 편도체와 변연계와 전두엽의 신피질이 중요한 역할을 한다. 화의 시작으로 기분이 나빠지는 것은 전두엽의 '이기 중추(Me Center)'가 강한 것과 관련이 많다. '나'가 강하면 감정적 자극에 쉽게 기분이 상하지만 '나'를 내려놓으면 쉽게 자극으로 작용하지 못하므로 기분이 나빠지지 않고 화가 잘 생기지 않는다.

K대표는 자신의 얼굴 표정에 책임을 져야 한다. 본인의 뇌 건강을 위해서라도 부단한 노력으로 '나'를 내려놓고 많이 웃어야 한

다. 웃음은 스트레스를 줄이고 심리적인 안정감을 주는 것에 그치는 것이 아니라 뇌를 천천히 늙게 하는 데에도 도움이 되기 때문이다.

화를 스스로 다스려야 하지만 먹거리도 화에 영향을 끼친다. 육류, 기름진 음식, 술, 담배, 통조림, 햄, 가공식품, 인스턴트식품은 줄여야 한다. 반대로 싱싱한 채소나 과일은 좋다. 죽엽차, 연잎차, 솔잎차, 녹차, 버섯류도 도움이 된다. 화를 줄이는 데는 쌀밥보다 잡곡밥이 좋고, 소고기나 닭고기보다는 돼지고기가 좋고, 등푸른 생선보다는 흰살 생선이 맞으며, 된장찌개보다는 김치찌개가, 매운 음식보다는 쓴 음식이 좋다.

이처럼 우리가 어떻게 생활하고 어떻게 관리하느냐에 따라 뇌의 상태가 달라질 수 있고, 건강하고 똘똘하게 노후를 보내며 삶의 질을 높일 수 있다.

Kim's Family Clinic

**킴스패밀리의원·킴스패밀리한의원
김철수 뇌건강 연구소
치매 예방·치료**

치매상담 cmass77@naver.com
홈페이지 www.kimsfamilyclinic.com
블로그 http://blog.naver.com/kimsfamily25
T.02_542_1090

주요 활동

2016.6~현재	시사저널 '김철수원장의 건강Q&A' '김철수의 진료톡톡' 연재 중
2016.10~현재	이코노미조선 'CEO의 뇌 건강' 연재 중
2017.9.18	채널A 〈닥터지바고 신의 한 수〉
2017.8.18	특허 〈식품원료로 분류되는 한약재를 이용한 체온상승용 조성물 및 이의 제조방법〉 획득
2017.8.16	SBS 〈좋은아침 수요일N스타일〉 5145회 '당신의 뇌가 늙어가고 있다, 치매'
2017.8.8	특허 〈식품원료로 분류되는 한약재를 이용한 숙취해소용 조성물 및 이의 제조방법〉 획득
2017.4.21	이데일리TV 〈건강아이콘 36.5〉 388회
2017.3.9	MBC 〈생방송 오늘아침〉 2701회
2016.11.18	이데일리TV 〈건강아이콘 36.5〉 368회
2016.10.26	복지TV 뉴스 〈건강해지는 팁-치매〉
2016.10.25	MBC 〈생방송 오늘아침〉 2606회
2016.10.20	SKY TV 〈IN&OUT〉 6회
2016.10.15	MBC 〈TV특강〉 528회 '치매, 이길 수 있다'
2016.6.2	KBS1 〈특집다큐〉 '우리가 모르는 병원이야기'
2016.06~	시사저널 '김철수원장의 건강Q&A' 연재 중
2016.5.1	MBN 〈활기찬 주말 해피라이프〉 6회
2016.4.26	KBS2 〈건강혁명〉 2회 '건강식품대사전-식물성 단백질의 왕 두부'
2016.2.19	이데일리TV 〈건강아이콘 36.5〉 301회
2016.2.15	SBS 〈좋은아침〉 4789회 '100세시대 예약된 손님, 치매'
2016.1.11	KBS1 뉴스 〈가애란의 알약톡톡2〉 '건망증 심하면 치매 가능성 4.5배'
2015~2016	헬스조선 〈의사가 쓰는 메디컬 리포트〉 칼럼 연재
2015.10.03	TV조선 〈다큐스페셜〉 '대한민국 병원사용설명서'
2015.3.8	JTBC 〈이영돈PD가 간다〉
2015.3.5~12	강원MBC 〈생방송 강원365〉 1~4부작
2015.2.5	MBN 뉴스 '동네병원의 새 길'
2015.1.22	매일경제 '힘든 동네병원, 사랑방 병원에 길있다' 기사
2015.1.15	MBC 〈생방송 오늘아침〉 2165회 '치매 예방 밥상'
2015.1.1	EBS 〈신년특별기획〉 '2015 대한민국 교육을 말한다'
2014.12.1	채널A 〈아침경제 골든타임〉 '디지털 치매'
2014.10.2	SBS 〈좋은아침〉 4455회 '머리가 좋아지는 음식'
2014.9.26	대구MBC 〈TV메디컬 약손〉 '예쁜 치매 만들기'
2014.9.21	채널A 〈아침경제 골든타임〉 '예쁜 치매로 대비하는 100세인생'
2014.9.19	MBC 〈TV특강〉 427회 '치매, 이길 수 있다'
2014.8.28	TV조선 〈내 몸 사용 설명서〉 13회 '박수치기 건강법'
2014.7.13	MBN 〈천기누설〉 110회 '당뇨밥상&줄기채소'
2014.6.21	KBS1 라디오 〈김홍성의 생방송 정보쇼〉 '장모님의 예쁜 치매'
2014.6.13	채널예스 〈7문 7답〉 '100세 시대, 치매도 이길 수 있다' 인터뷰
2014.5.29	TBS 교통방송 〈이홍렬의 라디오쇼〉
2014.5.22	CBS 라디오 〈송정훈의 웰빙다이어리〉 '클리닉 밖의 의사들'
2014~2015	프리미엄조선 '동네병원의사 김철수의 예쁜 치매 상담실' 연재
2014.2.18	OUN 방송대학TV 〈테마특강〉 '100세시대 헬스케어'

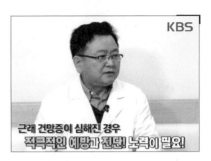

김철수

킴스패밀리 의원·한의원 원장
의사·한의사, 가정의학과 전문의
연세대 의대, 경희대 한의대 졸업

근래 건망증이 심해진 경우
적극적인 예방과 진단! 노력이 필요!

TV조선 병원사용설명서

다큐스페셜

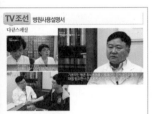

JTBC TV 이영돈 PD가 간다

매일 청혼하는 남자_특별한 사랑과 희망 속으로 갑니다

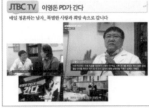

MBC TV특강

치매, 이길 수 있다

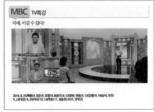

2014.8.31(목)외 9, 5(금)본 외방송9.6,12(금)연, 전방송9.13(2차)9.19(성북, 연수)
9.23부천9.25(여수)외 10.13(제주)11.3(송추)2015.1(전주)

MBC TV 생방송 오늘 아침 '닥터의 밥상'

뇌를 튼튼하게! 치매예방 밥상

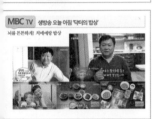

EBS TV 광복70년 교육70년

2015 대한민국 교육을 말한다

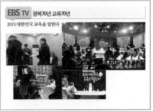

SBS TV 좋은 아침

뇌 건강을 위한 브레인 푸드

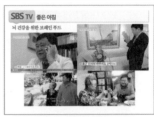

대구MBC 메디컬 TV 약손

치매를 디자인하라, 예쁜 치매의 모든 것

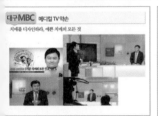

채널A 골든타임

예쁜 치매로 대비하는 100세 인생_치매에 올바른 예방법은?

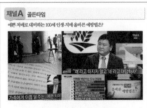

강원 영동MBC 생방송 강원 365

산골 작가가 서울 의사로 만난
1~4부작

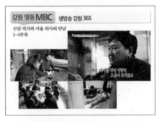

TV조선 내몸사용설명서

치매를 예방하는 박수

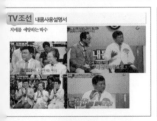

MBN TV 천기누설

기적을 부르는 당뇨 밥상

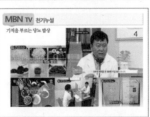

OUN 방송대학 TV 테마특강

100세 시대 헬스케어

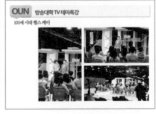

강연회

· 기획경제부 미래사회정책국
· 한국진략센터 서부정보소
· 한국사회복지 미래경영협회
· 성원케어센터
· 서울역도서관
· 교보문고 강남점 5~7월 강좌

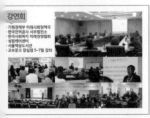

라디오 방송

· CBS 송정훈의 밝밝다이어리
· TBS 이홍렬의 라디오쇼
· KBS 김용섭의 생활종합정보쇼

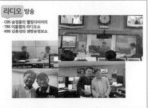

언론 보도

· 스포츠동아 인터뷰
· 여성동아 인터뷰
· 방송시청자 시론 기고
· 제일매주스 인터뷰
· 헬스조선 칼럼 기고
· 연인춘추 인터뷰

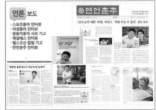

뇌세포 재활로
치매 치료 가능하다

1판 5쇄 발행 | 2020년 2월 5일
1판 1쇄 발행 | 2017년 11월 25일

지은이 | 김철수

펴낸이 | 최명애
펴낸곳 | 공감

등   록 | 1991년 1월 22일 제21-223호
주   소 | 서울시 송파구 마천로 113
전   화 | (02)448-9661 팩스 | (02)448-9663
홈페이지 | www.kunna.co.kr
E-mail | kunnabooks@naver.com

ISBN 978-89-6065-303-0